老化と寿命の謎

飯島裕一

講談社現代新書

2750

はじめに

長野県を中心に発行している信濃毎日新聞の文化部で、科学担当記者になった１９８６年の夏から翌87年秋にかけて「老化を探る」というシリーズを43回にわたって連載した。85年秋に、アルツハイマー病をテーマにした映画「花いちもんめ」（東映・千秋実主演）を観た衝撃が引き金になった。

男性75・２３歳、女性80・９３歳だった日本人の平均寿命（厚生労働省「簡易生命表」１９８６年）は、40年近く経った今、男性81・０５歳、女性87・０９歳に延び（同２０２２年）、超高齢社会を迎えている。ＷＨＯ（世界保健機関）の世界保健統計２０２４年版によると、男女合計の日本人の平均寿命は84・５歳で世界1位でもある。

5年に一度の国勢調査による高齢化率（65歳以上の人口が占める割合）も、１９８５年の10・３％から28・６％（２０２０年）と3倍近くに達し、多くの人たちが「長い老い」を生きている（総務省の人口推計による２０２３年の高齢化率は29・１％）。

30代後半だった筆者も後期高齢者になり、当時ご教示いただいた１５０人ほどの医師・研究者の多くが鬼籍に入っておられる。そのような中、「原点に戻って、老化・寿命をもう一度追ってみたい」との思いから、2023年1月〜2024年4月にかけて、やはり信濃毎日新聞科学面に「老化と寿命の謎を探る」と題した企画を39回連載した。本著はそれをまとめ、一部加筆したものである。

◇　◇

今回も〝あの時〟同様に書籍・専門書や研究論文を読んだうえで専門家の方々を訪ね歩いて文章にした。新聞記者の基本であるルポに徹したのだが、基礎医学・生物学、臨床医学が格段に進歩していることに改めて驚いた。

一方、健康に対する考え方も大きく変化した。寿命を延ばすだけでなく、自立して健康に過ごせる期間である「健康寿命」をいかに延ばすかが課題になっている。「長い老いを豊かに過ごす」ために、健康は大きな手段の一つだからである。

ただ、加齢に伴い体調不良が生じるのは生きものとして避けられないことであり、「老いとどう向き合うか」も問われている。たとえ病気があっても、見事な人生を送っている人も多い。

一方で、過剰ともいえる健康ブームが言われて久しい。健康になることが目的化してしまったおかしな現象だ。健康をあおったり、手っ取り早く健康になるための健康情報があふれ、その質はさまざまだ。健康産業も同様である。

◇　◇

40年近い間の老年医学の進歩を、取材メモを基に少し紹介しよう。

今ではアルツハイマー病の原因とされている異常タンパク質・アミロイドβ（ベータ）の存在が、当時は研究者の間でやっと話題になり始めたところだった。アルツハイマー病とともに患者が増えているレビー小体型認知症の報告（１９７６年）の前でもあった。

２０２３年暮れには、アミロイドβの脳内蓄積を除去する新薬「レカネマブ」が健康保険の適用になっており、隔世の感がある。

ことに基礎老化学の分野は、遺伝子に関わる分子生物学、細胞学、生理学などの発展がめざましく、今回の取材では、遺伝子発現のソフトウェアによる遺伝子の変化（エピゲノム）、寿命を支配する遺伝子の存在、ＳＡＳＰ（サスプ＝細胞老化随伴分泌現象）、慢性炎症の弊害、代謝と有害物除去を担うオートファジー（自食作用）……、まるで受験勉強をしているような思いだった。

このような中で、筆者の力不足はあるが科学の土俵を踏み外さないように慎重にかみ砕いて執筆したつもりである。

◇　◇

第1章では、まず４００年も生きるとされるニシオンデンザメ、寿命2〜3年のマウスやラットに対して最大寿命37年以上とされるハダカデバネズミなど、長寿動物の秘密を取り上げた。若返ったり再生したりする動物の謎、プログラムされたサケの一生、カゲロウに象徴されるはかない命にも注目し、生命の不思議さに迫った。

さらに、寿命を左右する代謝量（体重、体温）について解説し、ヒトの寿命も取り上げた。動物の種類や、ヒトの大人や子どもで異なる時間の流れ（時間の重み）の違いにも触れた。いわゆる「ゾウの時間、ネズミの時間」である。

第2章は、「なぜ老いるのか」について基礎老化学の立場から展開した。前述のような最新の分野で、一般読者の皆さまにはやや取りつきにくいかもしれない。「老化研究の今」を知るうえではきわめて重要だが、ややこしいと思われたら流し読みしていただいて結構である。

第3章では、老化に伴うさまざまな病気を取り上げた。この分野も、飛躍的に進歩している。身近な病気の話として、なるべくわかりやすく記述したつもりなので、人生の実りの秋《とき》を健康に過ごすための参考にしていただけたらと願っている。

◇　◇

本著の基になった新聞連載に関しては、磯部泰弘・信濃毎日新聞文化部次長にデスクワークをいただいた。著者とは親子ほどの年齢差がある科学記者だが、四半世紀のつきあいがあり本音で丁寧に原稿に接してくれた。出版に当たり「あとがき」もお願いした。

科学・医学記事を読みやすくするために、図・表、イラストは欠かせない。今回の連載でも、かなりの数のグラフィックスを掲載したが、信濃毎日新聞整理部の春原信幸さんが担ってくれた。彼には長いこと新聞連載のグラフィックスを依頼し、これまで何冊もの著書に掲載させていただいている。

取材でご教示願った多くの皆さま、出版の機会を与えてくださった講談社学芸第一出版部の所澤淳部次長、さらに磯部次長、春原さんはじめお世話になった信濃毎日新聞社の方々に心から御礼申し上げる。

なお取材させていただいた方々の所属・肩書は、2024年4月現在で統一し、統計データはわかるかぎり同年5月現在で最新のものに書き換えた。

本著が、超高齢社会の中で「老化とは」「寿命とは」を考え、また「加齢に伴う疾患」を知って対応するお役に立てたら幸いである。

2024年6月　緑まぶしい初夏の信州で

信濃毎日新聞特別編集委員・飯島裕一

目次

第3章 健康長寿への道
――加齢関連疾患とつきあう―― 95

第1章　寿命をめぐって

日本人の平均寿命は、女性87・09歳、男性は81・05歳（厚生労働省「簡易生命表」2022年）。知恵を得た人類が、超高齢社会を実現させた。しかし、自然界のほとんどの生きものには、それぞれ寿命が存在し、人類も例外ではない。さまざまな寿命を追うとともに、寿命の要因・背景を探ってみよう。

1　400年も生きたサメがいた！

そのサメの年齢は392±120歳と推定された。400年近く生きていたと見られ、最大で512歳、少なく見積もっても272歳だった――。

2016年、コペンハーゲン大学（デンマーク）のニールセン博士らが米科学誌『サイエンス』に発表したニシオンデンザメに関する論文は、脊椎《せきつい》動物の最長寿記録を大きく塗り替えた。

400年前とは……。大坂夏の陣で豊臣氏が滅んだのが1615年であり、この頃に生まれたことになる。500年前とすれば、世は群雄割拠の戦国時代だ。

ニシオンデンザメ（写真1－1）は深海性で、北大西洋の北極圏など高緯度の低水温海域にすみ、大きいものでは体長は6メートル、体重1トンに達する。『サイエンス』誌によると研究対象となったのは、28匹の雌。眼のレンズ核の放射性炭素年代測定から、このうち最大の5・02メートルの個体の年齢が、400歳ほどと判明したのだ。

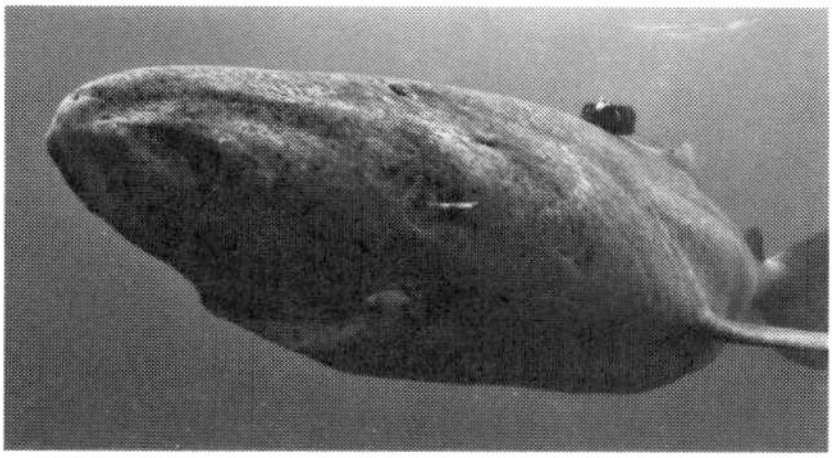
写真1-1　海中を泳ぐニシオンデンザメ
背中に取りつけられた計測機器が見える。眼に付着しているのは寄生虫＝NRK/Armin Mück撮影

低体温と巨体が長寿をもたらした

水温0度前後というカナダやノルウェーの北極圏の海で、最新鋭の小型計測機器をニシオンデンザメに取りつけて（写真1－2）、その生態を調査している渡辺佑基・総合研究大学院大学統合進化科学研究センター教授に「長寿ザメ」の秘密を聞いた。国立極地研究所で准教授を務めたこともある海洋生物学者である。

ニシオンデンザメの体温はおよそ0度。変温動物で、環境温度によって体温が決まるためである。渡辺教授は、「体温が下がるほど代謝量（エネルギー消費量）も下がる。このサメの代謝量は、水温25度の海に生活するほぼ同じ大き

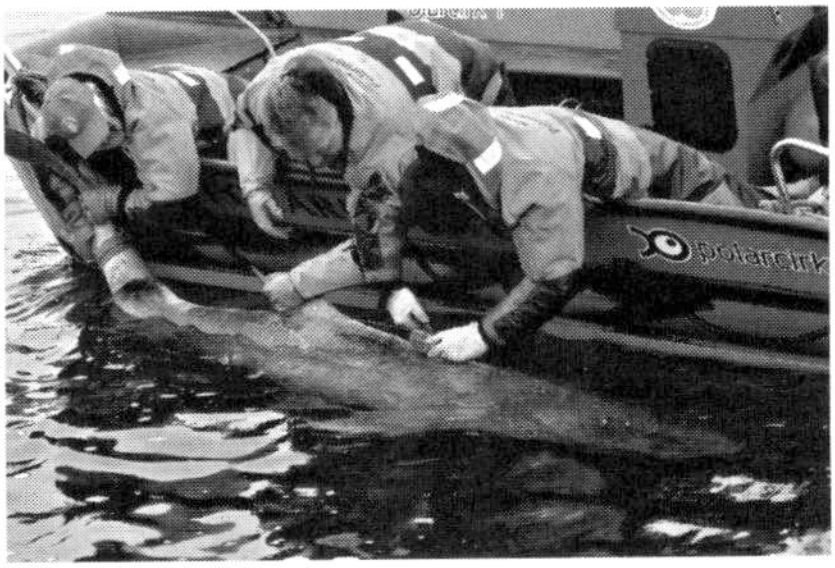

写真1-2　ニシオンデンザメに回収可能な小型計測機器を取りつける渡辺佑基教授（右）
＝ノルウェーのスヴァールバル諸島で

さのイタチザメの10分の１に過ぎない」と解説した。

このため、彼らは極度にのんびりとした生活を送っていることが、同教授らの追跡によって明らかになった。遊泳スピードは、平均してわずか時速８００メートル。瞬間最大速度も同２キロ程度に過ぎない。２日に１回獲物を追いかけるだけという。「軽乗用車のエンジンを積んだ大型トラックのようなもので、ゆるゆる動くのが精いっぱい」（渡辺教授）なのである。

さらに、ニールセン博士らは「雌が性的に成熟するには１５６±22年かかる」と報告している。「異常に遅い成長と数世紀にわたる寿命は、低体温（低代謝量）と巨体という二つの要素が組み合わさった結果もたらされた」と渡辺教授は説明した。

代謝量は血液によって運ばれる酸素の消費量でもある。酸素は私たちが生きていくうえで欠かせないが、体内の酸素の一部は反応性の高い活性酸素（酸素毒）になり、遺伝子や細胞を傷つけて老化や生活習慣病、がんを引き起こす。酸素の消費量が少ないニシオンデンザメの長寿をめぐっては、活性酸素との関連も注目されるところだ。

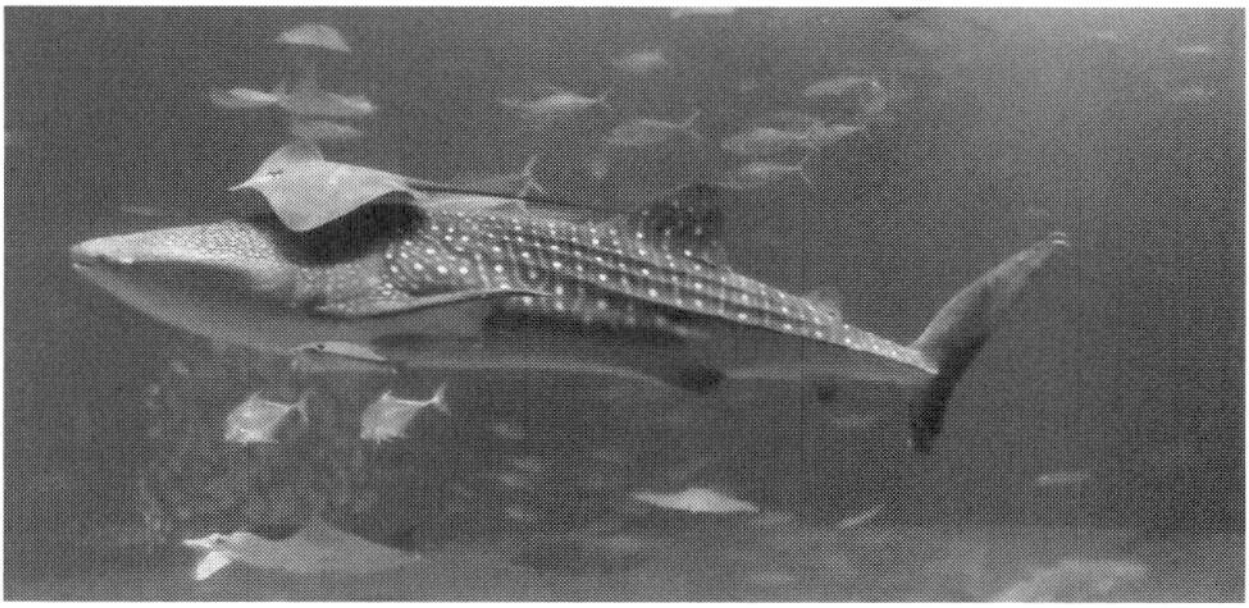

写真1-3　沖縄美ら海水族館（沖縄県）の巨大な水槽の中を悠然と泳ぐジンベエザメ ＝ルーツ／前角直紀代表取締役撮影

ジンベエザメは推定１３０年

一方、現存する世界最大の魚・ジンベエザメ（写真１‐３）の寿命について、インド、スリランカの南西に点在する島々からなるモルディブ共和国で調査研究をしたノヴァ・サウスイースタン大学（米国）は、「推定で約１３０年」と報告している。

体の模様が、夏着の「甚平」に似ていることが名前の由来だ。サメ博士として知られる仲谷《なかや》一宏・北海道大学名誉教授（魚類系統分類学）によると、世界の温帯〜熱帯の海に生息する。日本にも回遊し、温暖化の影響で北海道の知床半島でも確認されているとのことだ。

大きさについて仲谷名誉教授は、「いろいろな報告があるが、最大で15メートルくらいだろう」と話した。ニシオンデンザメに比べて体温は高いが、体は桁違いに大きい。巨体は、長寿の秘密といえよう。

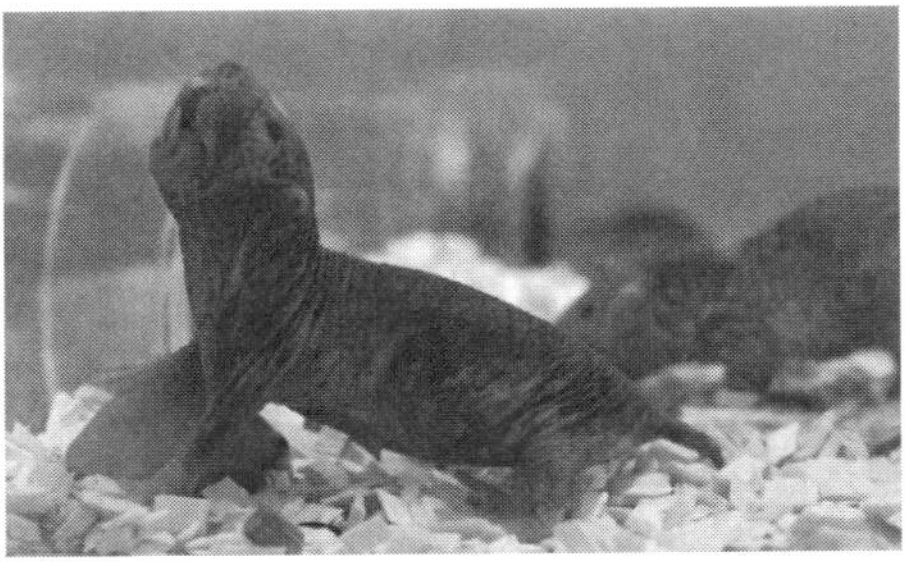

写真1-4　熊本大学大学院先導機構・同大学院生命科学研究部で飼育されているハダカデバネズミ
＝熊本大学、東京大学医科学研究所などのプレスリリースから

餌はプランクトンや小魚などで、「泳ぎも、ゆっくりしている」と仲谷名誉教授は言う。

性格は穏やかで、ダイバーなど人を襲うようなことはない。卵を胎内で孵化《ふか》させて子を産む胎生で、サメ類では最多の３００匹もの子を産むことが知られる。

ハダカデバネズミの寿命は30年

一方、アフリカの角と呼ばれるエチオピア、ケニア、ソマリアのサバンナ（熱帯草原）の土の中にすんでいるハダカデバネズミ（写真１－４）も、飛び抜けて長寿なネズミとして知られる。体長はマウスよりやや大きい約10センチで、寿命はおよそ30年。名桜大学大学院スポーツ健康科学研究科の樋口京一特任教授（老化生物学）によると、「マウスやラットの寿命は、系統や飼育の仕方によって異なるが2～3年程度」。これに比べて、かなりの長寿を誇る。最大寿命は、37年以上とされる。

名は体を表すというが、毛がなくシワシワな肌が全身を覆い、湾曲した長い出っ歯が特徴。ブタのような鼻、胴長短足も相まって、何ともユニークで愛嬌《あいきょう》がある。

地下に延びるトンネルは、最長3キロに及び、この中に寝室・居室やトイレもある。ハチ、アリと同様に女王を頂点とした真社会性（メモ参照）で、数十〜数百匹のコロニー（集団）を形成している。

＊真社会性動物：繁殖を担う個体と、食料の調達、子育て、巣をつくる、巣を守るなどを受け持つ不妊の個体で構成される。分化が進んだ社会集団で、2世代以上が同居する。ハチ、アリなどの社会性昆虫が広く知られるが、哺乳類ではきわめて珍しい。

ハダカデバネズミがなぜ長寿なのか――。がんの発病がほとんどないうえ、発がん物質を投与してもがん化しないことも報告されている。老化の兆候もあまり見られず、加齢に伴う代謝疾患なども起こりにくい。

哺乳類ながら体温が変動するという変わり者だが、彼らの体温は約32度と、37・5度ほどのマウスに比べてかなり低い。ニシオンデンザメにはほど遠いが、基礎代謝量が低いのが特徴だ。トンネルの中の酸素濃度は、7％ほど（地上の空気中は約21％）と低い。低代謝量とともに低酸素への適応も、活性酸素によるDNAや細胞の損傷を防ぎ、長寿の秘密につながっていると見られている。

「世代交代という死の必然性はない」

ハダカデバネズミは、こうした特性を持つことから近年、老化や寿命の追究、がん耐性の解明に関わるモデル動物として脚光を浴びている。

日本で初めてハダカデバネズミの研究に取り組んだのは、動物のコミュニケーションの研究で知られる岡ノ谷一夫・帝京大学先端総合研究機構教授（生物心理学）だ。１９９９年のことで、17種類の鳴き声に着目したことによる。

どのようにして長寿になっているのか（How）というメカニズムの研究に対して、なぜ長寿なのか（Why）という見地から岡ノ谷教授は、「真社会性のため、お互いに遺伝子の共有率が高いのだが、長く生きるように進化したのではなく、死ぬ必要がなくなったので死をもたらすプログラムが退化したのだろう」というユニークな仮説を立てている。

「彼らがすんでいる地下は、温度や湿度などが環境的にきわめて安定していて、生存するうえでの変化（進化）は求められない。このため、進化につながる世代交代という死の必然性はないと思われる」と岡ノ谷教授は語った。

老化の兆候もあまり見られないハダカデバネズミは、与えられた寿命をほぼ全うして、文字通りピン・ピン・コロリで逝くのだろうか？　詳しい解明が期待される。

コラム　ヒトの最長寿は122歳　哺乳類はホッキョククジラの211歳

ヒトの最長寿命（限界寿命）は、現時点では120歳くらいとされている。これまでの世界の最高齢者は、1997年に死去したフランス人女性のジャンヌ・カルマンさんで122歳。

確認できる日本の歴代最高齢者は、2022年4月に亡くなった田中カ子《かね》さん（福岡県出身）で119歳。1903（明治36）年生まれだった。2019年3月には、男女を通じてギネスから「存命中の世界最高齢者」に認定された経緯もある。

脊椎動物のうちヒトが属する哺乳類の最長寿は、北の海に生息するホッキョククジラ（恒温動物）だ。国立科学博物館によると体長15～18メートル、体重70～100トン。かなりの巨体である。

このクジラについて、ハーバード大学医学大学院（米国）のデビッド・シンクレア教授らは『LIFESPAN　老いなき世界』（東洋経済新報社）の中で、「2007年にアラスカの先住民が仕留めたホッキョククジラから19世紀後半につくられた古い銛《もり》が見つかったことから、推定される年齢はおよそ130歳である」（要旨）と記している。

さらに「ホッキョククジラの眼の水晶体にあるアスパラギン酸の分析から、殺された時点で211歳だったと見られる個体もいた」（要旨）とも紹介している。

2　若返りをするクラゲ、再生するプラナリア

「若返りをするクラゲがいる」と聞いて、山形県の鶴岡市立加茂水族館を訪ねた。

直径1センチほどのベニクラゲと、5ミリくらいのニホンベニクラゲ（写真1－5）が、水槽の中を、ふわふわと漂っていた。ニホンベニクラゲは、目を凝らしてやっと見えるほどの大きさだ。若返りで知られる2種である。

透明な膜に覆われた釣り鐘状の傘の中央にある口柄《こうへい》が赤いのがベニクラゲ、黄色いのがニホンベニクラゲだ。口柄の内側は胃と口であり、外側には生殖巣が形成されるとのこと。食や子づくりに関わる重要な部分なのだ。

飼育課の菅野《かんの》響樹《ひびき》主任は、「ベニクラゲには、北日本型と南日本型があった。だが近年、南日本型のベニクラゲにニホンベニクラゲという和名がつけられた」とし、「ニホンベニクラゲのほうが、若返りしやすい」と話した。

さらに最近、沖縄でチチュウカイベニクラゲの存在も確認されているとのことだ。

有性生殖と若返りのサイクル

ベニクラゲの生活史（図表1－1）に沿って、「有性生殖」と「若返り」の二つのサイクルを説明しよう。

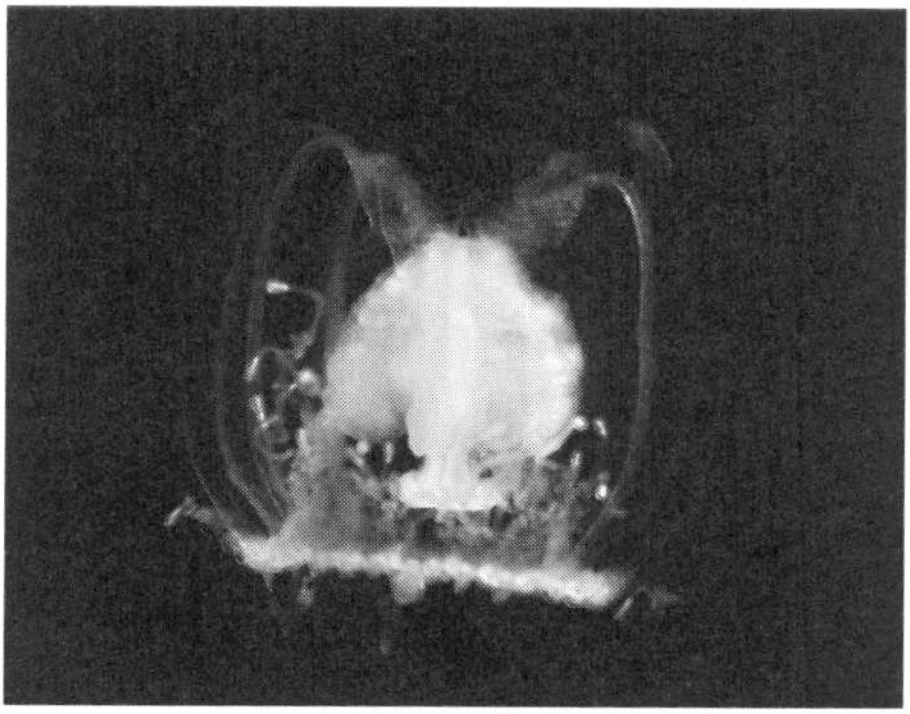

写真1-5　ニホンベニクラゲ＝加茂水族館提供

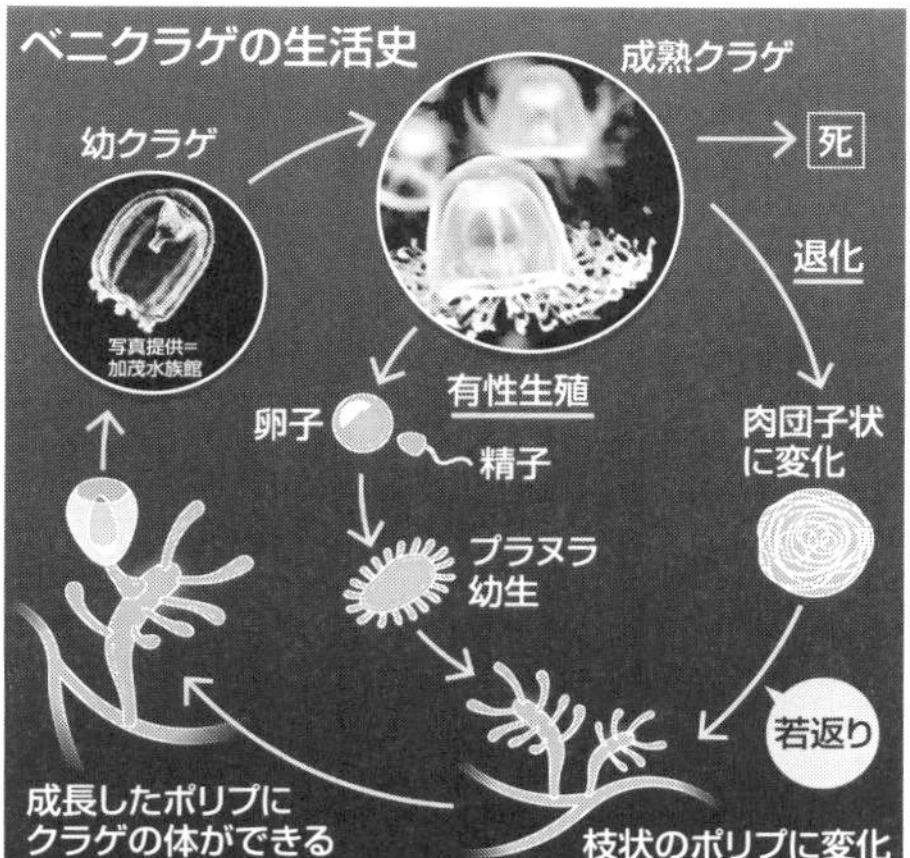

図表1-1

一つは、図の中央から下方へ、そして左側へと回る流れだ。雄と雌の有性生殖によって、受精卵からプラヌラと呼ばれる幼生が生まれる。プラヌラ幼生は、岩などに付着して細い枝状のポリプに変化。成長したポリプにクラゲの芽（体）ができ、幼クラゲとして泳ぎ出して成体になる。

一方、老化が進んだり生死に関わるような強いストレスを受けた成熟個体や、未成熟個体に若返りも見られる。

図の右側の流れのように、肉団子状に退化した後、ポリプに変化するのだ。生活史を逆回転させるわけで、チョウが幼虫に戻ったとたとえてもいいだろうか。無性生殖であり、クローンとして同じ遺伝子が引き継がれる。

こうしたことから、「ベニクラゲは不老不死」とのキャッチフレーズもある。だが、若返りの回数に限度があるのか、無限なのかわかっていない。また、若返りのメカニズムも、遺伝子や遺伝子発現レベルでの研究が行われているが、詳しい解明はこれからだ。

全身に「万能幹細胞」

きれいな川や池にすむ扁形《へんけい》動物のプラナリアも、若返りをすることで知られていて、古くから研究の対象にされている。

体長はおよそ1〜3センチ。三角形の頭に可愛らしい目が2つ並び、細長く平べったい体形をしている。雄と雌の区別がない雌雄同体で、環境によって無性生殖と有性生殖を行う。

無性生殖では、自らの体を2つに切って、クローンとして2匹のプラナリアに再生する。人工的に細かく切断しても、切られたそれぞれの断片が元の個体に戻ることから、「切っても切ってもプラナリア」といわれている（図表1－2）。

〝不死身〟とも言える再生の秘密は、全身に万能（多能性）幹細胞（あらゆる種類の細胞に分化でき、自己増殖もできる細胞）が存在していることによる。

だが、不死ではない。水質などの生息環境の悪化、エサの不足、捕食されることによって死亡する。

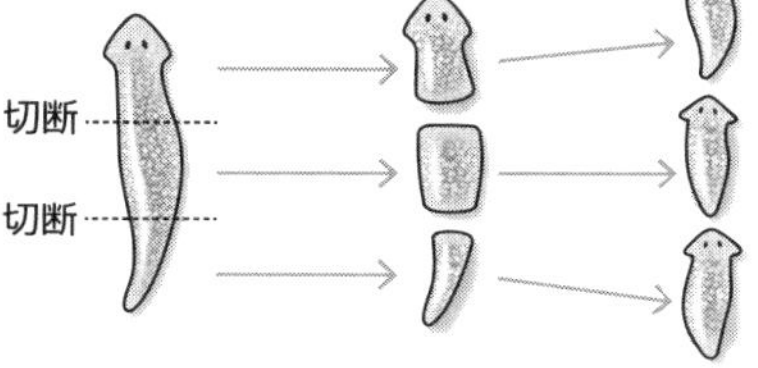

（幹細胞情報データベースプロジェクトの図を基に作成）
図表1-2

ヒドラも全身再生

ヘラクレスに退治された、9つの頭を持つという大蛇のヒドラは、真ん中の頭は不死で、ほかの8つの頭はダメージを受けても再生したとされる（ギリシャ神話）。

この怪物の名前にちなむヒドラという生きものがいる。体長1センチほどで、池や沼、田んぼなどに生息するが、クラゲやイソギンチャク、サンゴなどと同じ刺胞《しほう》動物だ。神話のヒドラ同様、切り刻まれても全身が再生する。やはり体中に万能幹細胞が散在しているからである。

これらの生物にとって寿命とは何なのだろうか？　混沌《こんとん》としてくる。

3　限りある命は進化の産物

2022年10月下旬、山形県最北端の遊佐町《ゆざまち》を流れる牛渡川《うしわたりがわ》で、産卵のため生まれ故郷の川に遡上《そじょう》してくるサケを見つめていた（写真1－6）。鱗《うろこ》は剝げ落ちて、傷が目につく。命のバトンタッチと死を前にして、最後の力をふり絞る姿に何ともいえぬ感慨が湧いてきた。

『若返るクラゲ　老いないネズミ　老化する人間』（集英社インターナショナル）の中でジョシュ・ミッテルドルフらは、「大人になったサケが産卵場所に着くと、代謝が最後の崩壊を起こす。副腎がステロイドを大量に送りだし、急激な——ほとんど一瞬の——老化を引き起こす」と記している。ある限りの力を繁殖に使い果たし、生存を断ち切るように進化した「プログラムされた死」といえよう。

遺伝子が子に引き継がれると、生物体としての親の役目は終わる。老化すれば遺伝子の損傷（変異）も多くなる。そこで登場したのが「寿命による個体の死」とされる。

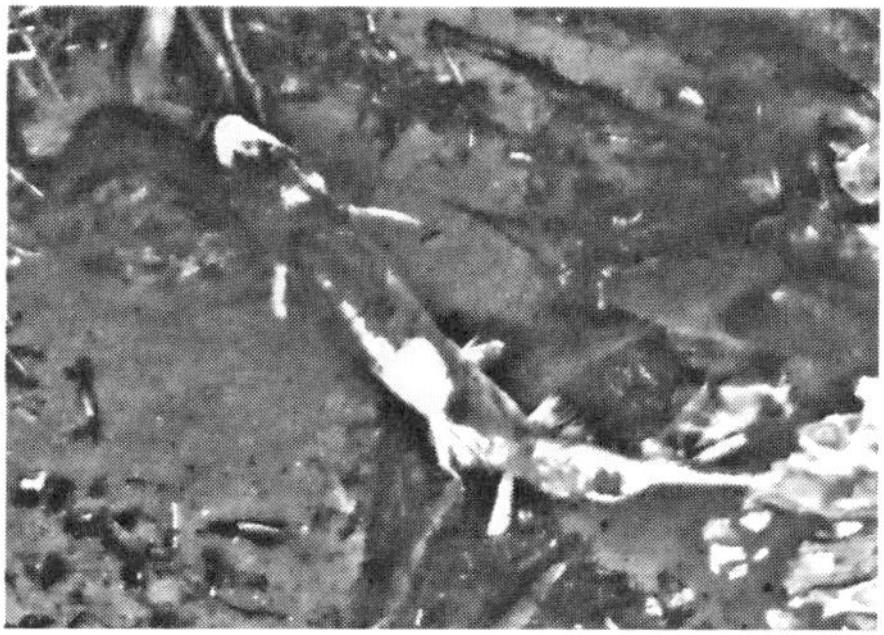
写真1-6　生まれ故郷の牛渡川（山形県遊佐町）に遡上したサケ＝2022年10月24日撮影

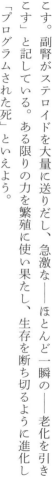

寿命は適応進化の産物

46億年の歴史を持つ地球に、最初の生命が誕生したのは38億〜40億年前とされる。そして、バクテリア（細菌）のように単細胞で、細胞内で遺伝子がむき出しになっている原核生物が登場した。

原核生物は、遺伝子が核膜で包まれ、ミトコンドリアなどの小器官を持つ真核生物に進化する。多細胞生物も出現し、生命体を維持するための体細胞と、遺伝子を次世代につなぐ生殖細胞が分化。雌雄の遺伝子が混ぜ合わされる有性生殖によって子孫の多様性が高まり、進化も促進された。

環境省によると、世界で確認されている生物の種（生物分類の基本単位）の総数は、わかっているだけでも約175万種に及ぶ。北海道大学大学院農学研究院の長谷川英祐准教授（進化生物学）は、「進化の結果、今の生物多様性がある。それぞれの寿命も、適応進化の産物」と語る。

最初はなかった寿命

高木由臣・奈良女子大学名誉教授は、著書『生老死の進化』（京都大学学術出版会）の中で、「単細胞原核生物である大腸菌のようなバクテリアは、餌と収容空間がある限り増殖し続け、これ以上は増殖不能というかたちでの死には至らない」と述べ、原核生物には寿命はないとしている。

しかし、環境の変化や事故に加え、捕食されたり遺伝子がダメージを受けるなどで死亡することはあり、決して不死ではない。また、単純に細胞分裂をくりかえし世代交代するものの、突然変異による遺伝子の変化は付随していて、長い歴史の間に、原核生物が進化（変化）しなかったわけでもない。

約20億年前とされる真核生物の登場は、生物界にとって画期的だった。真核生物にも、分裂をくりかえして増えるアメーバや、前述したプラナリア、ヒドラのように、死はあるが寿命が不明な生きものもいる。だが、ゾウリムシのように「単細胞で寿命あり」が出現したのだ。高木名誉教授は、「『多細胞』の動物に至って『寿命なし』が少数派になってきた」と記している。

早稲田大学・山梨大学名誉教授の池田清彦さんも、『なぜ生物に寿命はあるのか?』(PHP文庫)の中で、「死すべきものへ『進化』して、生物の個体は寿命をもつものになったという話に釈然としないものを感じるかもしれない」と読者に語りかけている。

カゲロウは数時間から数日の命

進化の過程で環境に順応した生きものたちの、寿命と生涯はさまざまだ。

〈あらずともよき日などなく蜉蝣《かげろう》は翅《はね》を得るなり死へ向かふため　横山未来子〉

生命《いのち》を見つめての透明感あふれる歌人の抒情は、カゲロウの世界を見事に映し出している。

カゲロウ類のほとんどは、成虫の期間が数時間から数日と短い。信州大学理学部の東城

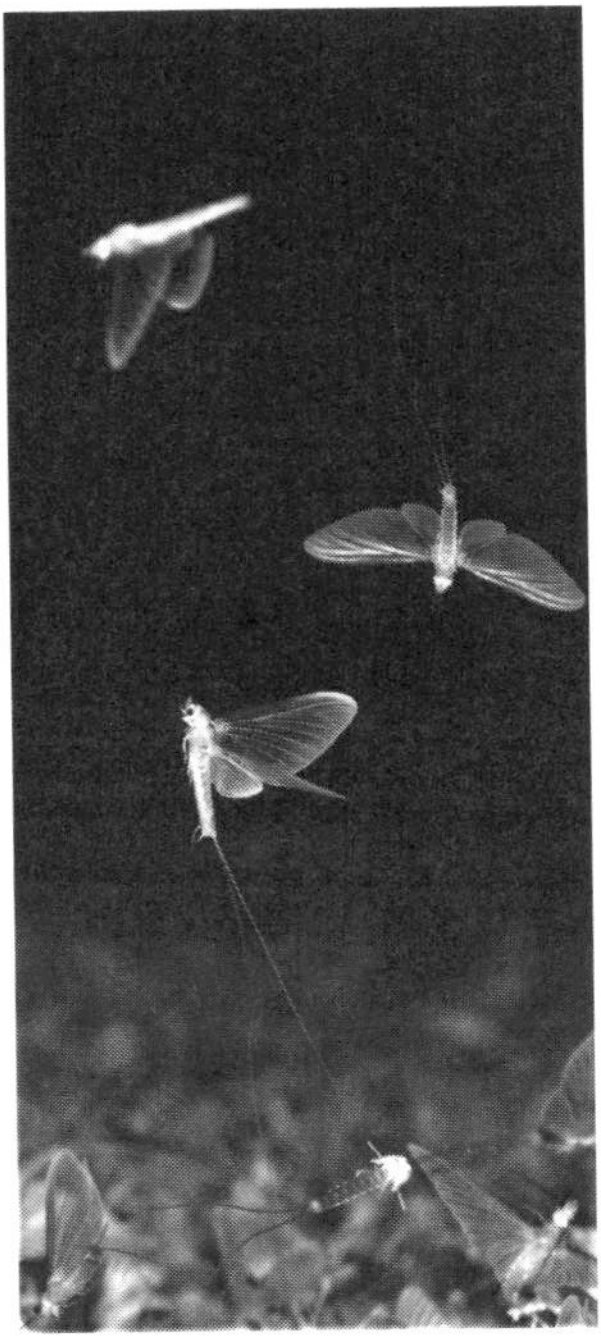

写真1-7
飛び交うオオシロカゲロウ
＝東城幸治・信州大学教授提供

幸治教授（系統進化学）によると、初秋の日没直後に河川に架かる橋の上や川岸の街灯、車のライトに群がって、吹雪のように舞いながら交尾するオオシロカゲロウ（写真1－7）は、カゲロウ類でも最も成虫寿命が短い。本州、四国、九州に生息。群舞は豊作の吉兆とされ、豊年虫と呼ばれる。

東城教授は、「川面で一斉に羽化。大挙して光に集まり数分から数十分で生殖活動を終え生涯を閉じる（幼虫期間は約半年）。集団全体でも、1～2時間の群舞」と、そのはかなさを語った。

短い命ゆえ餌を食べないため、口も消化器も退化している。脚《あし》も退化していて、地面に着地すれば飛び立つことはできずに死を迎えるという。まさに、子孫を残すための羽化である。

東城教授らの研究によると、近年は雄が存在せずに雌だけで繁殖する単為生殖が多くなっている。走光性があるため、雌だけでも街灯などに集まって飛び交うが、交尾がないだけに成虫の寿命はより短い。

群舞は、長野県千曲市の戸倉上山田地区の千曲川河畔がよく知られていて、志賀直哉の短編「豊年蟲《ほうねんむし》」の舞台にもなっている。

4 代謝量と時間の重み、寿命の長さ

時計が刻む「物理的時間」と異なり、ゾウにはゾウの、ネズミにはネズミの「生理的時間」があるとされる。種によって時間の流れの速さが異なるというのだ。

こうした見地からの「時間」の比較は、代謝量に関わる体温、体重が異なる動物では複雑になる。体重200グラム、体温38度のネズミと、体重400キロ、体温0度のニシオ

ンデンザメではどうだろうか。総合研究大学院大学統合進化科学研究センターの渡辺佑基教授に計算してもらった。

ネズミの感じている時間の〝濃度〟は、ニシオンデンザメに比べて350倍も濃い。ネズミにとっての1日は、ニシオンデンザメの1年に相当する重みがあるのだ。脳の認知力の違いをはじめ複雑な要素もあるが、ネズミはせかせか、ニシオンデンザメはゆったり生きていることになる。

さらに、このニシオンデンザメと、体重60キロ、体温37度のヒトを比べると、ヒトにとっての1日は、ニシオンデンザメの1月半の重みに当たるという。

体が大きく脈拍がゆっくりなゾウは長命

私たち哺乳類では、体の大きい動物ほど寿命が長く、小さいほど短命な傾向が見られる。生きものが一定時間に消費するエネルギーの量＝代謝量（代謝率）が違うからである。渡辺教授は、「代謝量は、体重と体温の二つの要素で大まかに決まる」と説明した。

体重1キロ当たりの代謝量を、大小さまざまな動物で比べると、体重が増えるに従って減っていく。渡辺教授は、「代謝量は、体重の4分の3乗に比例していて、体が大きくなるほど体の割にはエネルギーを消費しなくなる。逆に体が小さくなるほど高出力になる」

と語った。代謝量には、体のスケール効果が見られるのである。

古い資料だが、米国のカトラー博士（老化学）による「哺乳類の寿命と代謝量の関係」のグラフ（図表1－3）を見ると、体が大きい動物が長寿であり、グラム当たりの代謝量が低い傾向にあることがわかる。

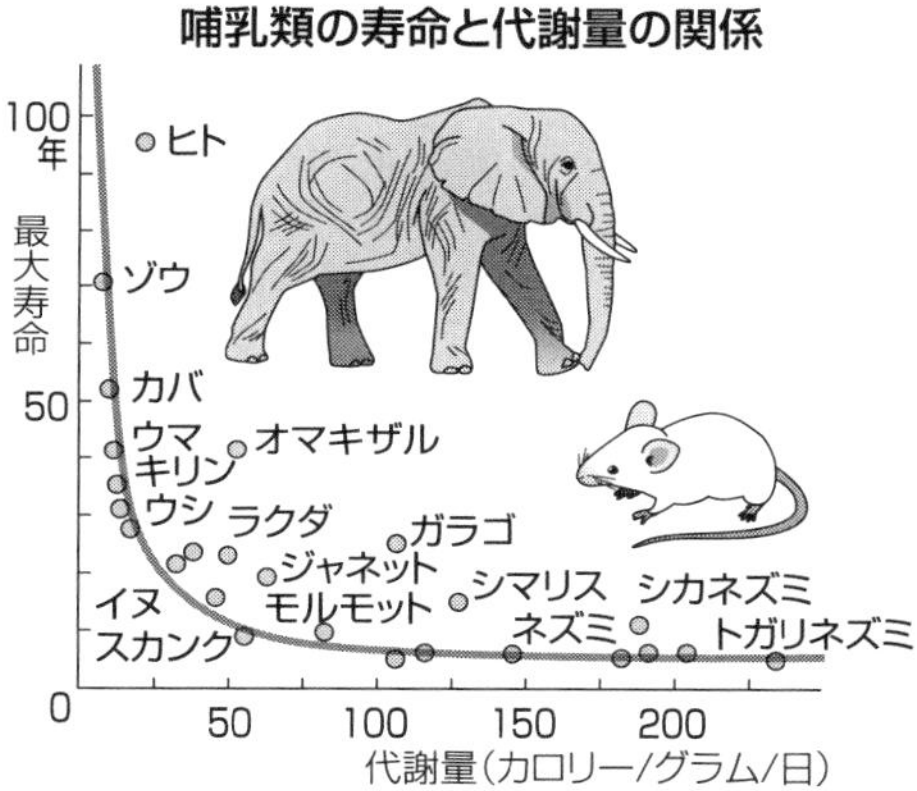

図表1-3
（カトラー博士による）

　代謝量は血液によって運ばれる酸素の消費量でもある。体重のスケール効果から、血液を送り出す心臓や呼吸に伴う肺の動きは、体重の4分の1乗に比例してゆっくりになる。ネズミのように体が小さな動物ほど脈拍は速く短命であり、体が大きく脈拍がゆっくりなゾウは長命だ。

　かつて取材した、寿命に詳しい能村哲郎・埼玉大学名誉教授（故人）が、「モーターを速く回せば、消耗も速くなるということですよ」と語ったことを思い出す。

哺乳類の寿命と性成熟年齢との関係

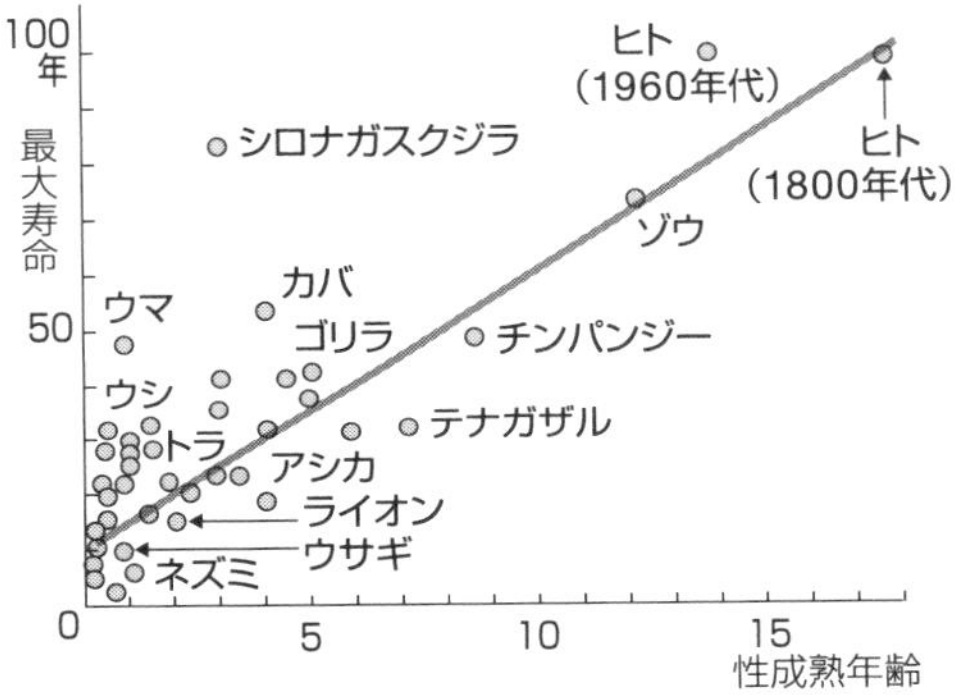

図表1-4

（カトラー博士による）

ニシオンデンザメは性成熟まで１５０年

体温が同じであれば、体の大きな動物ほど世代時間（性成熟までの時間）が長い。哺乳類では、性成熟年齢と寿命の長さに相関が見られる（図表１－４）。

渡辺教授は「バラツキが大きく複雑だが、全体の傾向を見ると世代時間も寿命も、体重の４分の１乗に比例して増える」と慎重に語った。大ざっぱだが、体重が10倍になるごとに世代時間も寿命も約１・８倍ずつ増えることになる。

一方、体温が高いほど代謝量は上がり、低いほど下がる。

冒頭のニシオンデンザメの体温は０度ほどで、代謝量はきわめて低い。さらに体長は最大６メートルで、およそ４メートルで性成熟するという巨体。性成熟までに約１５０年もかかり、寿命も４００年に及ぶことも、代謝量の見地から納得できる。

世代時間や寿命の長さが、大ざっぱに体の大きさと体温の二つの要素で決まるとすると、その動物が持つ1日、1年という一定時間の重み（濃度）は、世代時間や寿命とは逆に体重が増えるほど、体温が低いほど薄くなる。

長い「子どもの1日」

「子どもの頃の1日は長かった」と、誰もが思っているであろう。そして「大人になると1日が短く感じる」のはなぜか？　これも、代謝量の変化で説明がつきそうだ。

体温が共通しているヒト同士の代謝量の比較は、体重の違いだけで割り出される。渡辺教授は、「25キロの子どもと65キロの大人を比較すると、時間の濃度は子どものほうが1・3倍も濃い。大人の1日24時間に換算すれば、子どもの1日は31時間で、7時間も余分にあることになる」と説明した。

また、高齢者が歳月の流れをより速く感じるのは、「加齢に伴い代謝量が落ちて、一定時間の濃度が減ることが要因の一つかもしれない」とのことだ。

一方、本川達雄・東京工業大学名誉教授は、『ゾウの時間　ネズミの時間』（中公新書）の中で、「哺乳類ではどの動物でも、一生の間に心臓は二〇億回打つという計算になる」と記述する。「もし心臓の拍動を時計として考えるならば、ゾウもネズミもまったく同じ長さだけ生きて死ぬことになるだろう」と指摘している。寿命の長さを、生理的時間で捉えると実に複雑である。

コラム　ネズミとワシ・タカの違い

生きものたちの寿命は、子孫を多く残すように進化するとされる。ワシ、タカ、フクロウといった猛禽類《もうきんるい》などに捕獲される危険にさらされているネズミは、速いペースで繁殖する必要がある。早熟、多産であり、早く死亡する。進化の過程で長い間体を維持する仕組みは形成されなかった。

一方、生態系の頂点にいる猛禽類は、ゆっくり子づくりをして長生きするように進化したともされる。

いずれにしても、「それぞれが持つ時間の間」に子づくりをしなければならない。遺伝子には、もちろん人格などはない。ただ、遺伝情報を次世代に伝えた後は死ぬとなると、体は「遺伝子の乗り物」であり「使い捨て」との見方もある。

5　生活水準を映す日本人の平均寿命

私たちは今、人生80年超えの時代を生きている。日本人の長い平均寿命は、明治半ば以降のわずか百二十数年の間に約2倍になり、およそ40年も延びた結果だ。

明治期に作られた日本初の近代的統計（メモ参照）である第1回完全生命表によると、1891（明治24）～1898年の平均寿命（0歳の平均余命）は、男性42・8歳、女性44・3歳。一方、2020年の第23回完全生命表では、男性81・56歳、女性87・71歳になっている。

＊完全生命表と簡易生命表：完全生命表は、国勢調査による人口や人口動態統計の確定数を基に作成する。1955年以降は5年ごとに作っている。簡易生命表は、推計人口や人口動態統計月報年計（概数）を基に毎年作成する。

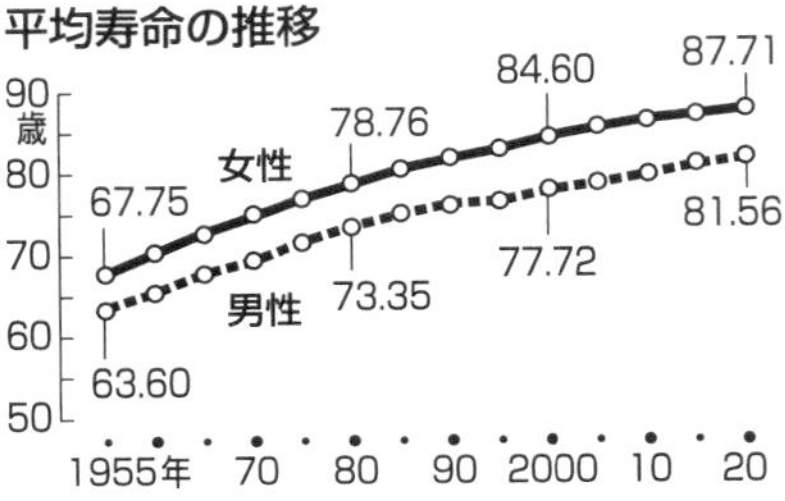

図表1-5

（「完全生命表」による）

乳幼児死亡率の低下が大きい

長寿社会実現の背景には、清潔な社会の実現、栄養や暖房など生活環境の改善、医療技術の進歩、健康保険をはじめとする社会制度の充実などが挙げられる。中でも大きいのは、乳幼児の死亡率の低下だ。幼くして亡くなる人が多ければ、平均寿命は大幅に下がってしまう。現に、第1回完全生命表のデータでも乳幼児期を乗り越えた成人の寿命は結構長く、20歳の男性の平均余命は39・8年、女性は40・8年となっている。

「完全生命表」で男女の平均寿命がともに60歳を超えたのは1955年である（図表1－5）。

知恵を得たヒトは、人工的に寿命を延ばしてきたといえよう。平均寿命の数値は、その国の生活水準の指標の一つということでもある。

寿命に対する生活水準の影響は、生活環境が厳しい野良猫と、安定した生活が保障されている飼い猫を比較しても同様だ。野良猫の平均寿命について、いろは出版編著の『寿命図鑑』は、「5年」と記している。一方、ペットフード協会の「全国犬猫飼育実態調査」で

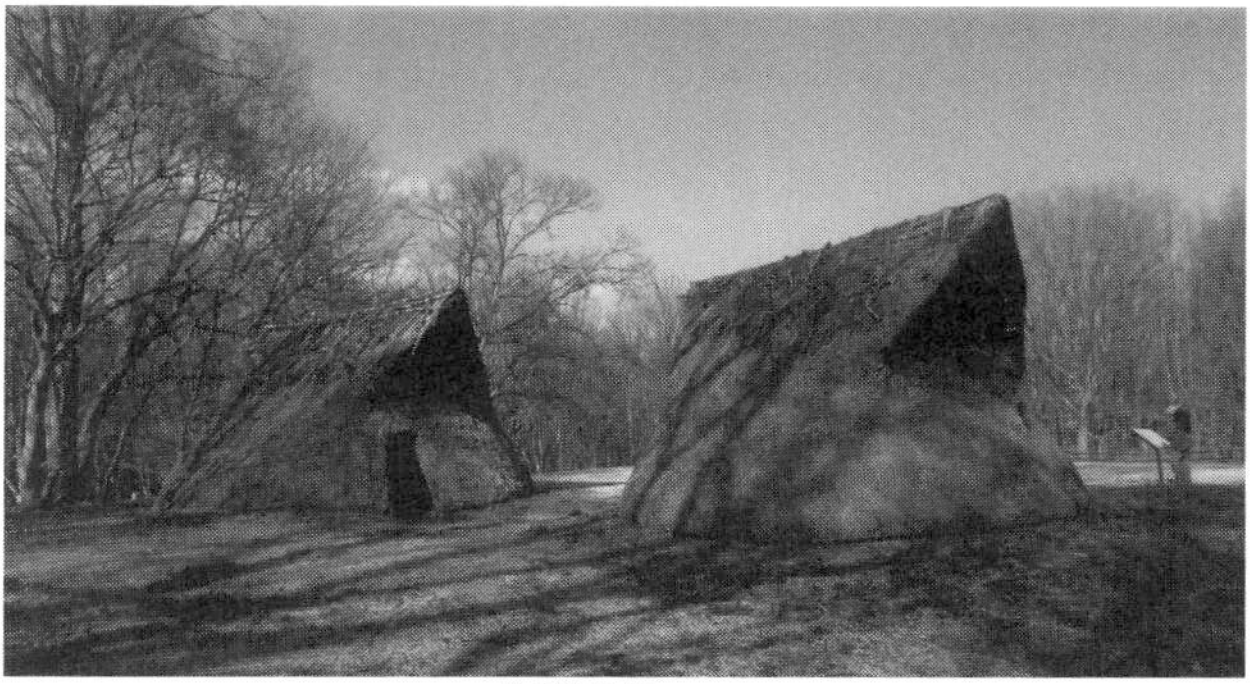

写真1-8　長野県茅野市の与助尾根《よすけおね》遺跡で復元された縄文人の住居

は、飼い猫の平均寿命は15・62歳（2022年）。猫でも、生活水準の差で寿命に大きな開きが見られる。

出土した骨で推定

そもそも先史時代のヒトの寿命はどうだったのか。先史時代の寿命は、出土した骨や歯によって推定される。縄文時代（写真1－8）の平均寿命について『寿命図鑑』には、「15歳」との記述がある。

これに対して、日本人口学会長だった故・小林和正さんは「出土人骨による日本縄文時代人の寿命の推定」（『人口問題研究』1967年）で、「縄文時代前期～晩期全体で、平均死亡年齢（15歳以上）は男女とも31歳」と報告している。小林さんは「子供の骨の割合が非常に少ないと思われたので、やむをえず15歳以上で死亡したと推定されるもののみに観察範囲を限定した」と述べている。

長寿の祝い	
・還暦	60歳
・古希	70歳
・喜寿	77歳
・傘寿	80歳
・米寿	88歳
・卒寿	90歳
・白寿	99歳
・百寿	100歳

図表1-7

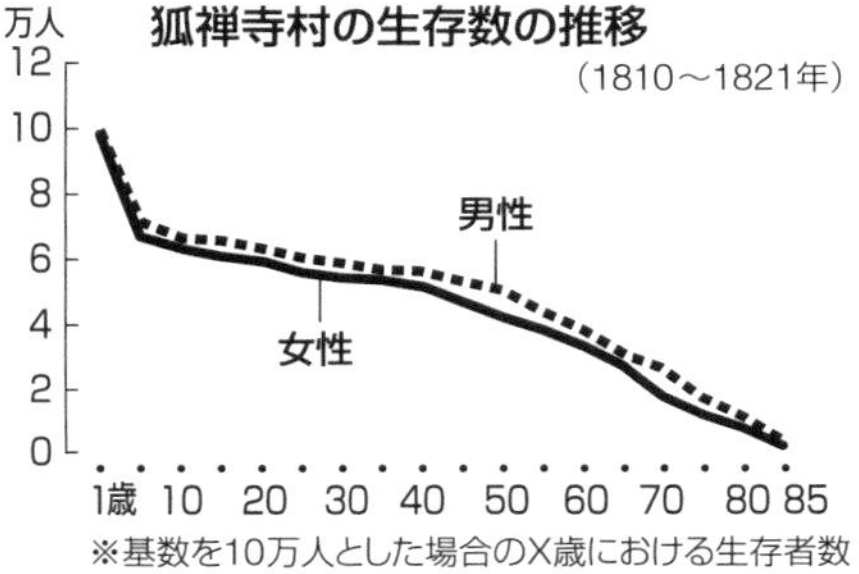

※基数を10万人とした場合のX歳における生存者数

図表1-6

（長澤克重・立命館大学教授による）

一方、長岡朋人・青森公立大学経営経済学部教授は、「縄文時代人骨の古人口学的研究」（『考古学ジャーナル』2010年）で、「15歳時点での平均余命は31・5歳であった」と記している。長岡論文は小林論文に比べて長寿で、15歳まで生存した人は平均46・5歳まで生きたことになる。

江戸時代になると、人数改帳、宗門改帳や過去帳を基にしたアプローチが研究対象になってくる。

長澤克重・立命館大学産業社会学部教授（退任）の「19世紀初期の庶民の生命表――狐禅寺村の人口・民政資料による――」（『立命館大学人文科学研究所紀要』2006年）では、1810〜1821年の同村（現・岩手県一関市）の平均寿命（数え年1歳時の平均余命）は、男性40・7歳、女性36・8歳だ。

この時代も乳幼児の死亡率が高く、平均寿命を押し下げていることがよく理解できる（図表1－6）。長澤教授は、「10歳時の男子の平均余命は50・7年、女子は47・2年である。60歳時では、男子の平均余命は14・3年、女子は13・3年であり、還暦近くまで生きながらえた場合は、平均的にみて70歳を超える寿命が期待できたといえる」と記述している。

ヒト本来の寿命は

では、自然界の生物としてのヒト本来の寿命である「自然寿命」は何歳なのだろうか？

オーストラリアのベンジャミン・メイン氏らの研究チームは２０１９年、英科学誌『サイエンティフィック・リポーツ』に、ＤＮＡのメチル化の分析から「ヒトの自然寿命は約38歳」と報告している。

一方、小林武彦・東京大学教授は、著書『生物はなぜ死ぬのか』（講談社現代新書）で、「進化で獲得した想定（55歳）をはるかに超えて、ヒトは長生きになってしまったのです」と述べている。

ヒトの自然寿命ははっきりしないが、長寿を獲得した私たちは、それを祝う文化も育んできた（図表１－７）。人生の実りの秋《とき》を生きる高齢者を大切にする豊かな心を持ち続けたく思う。

コラム　鎌倉時代に１００歳超えも

寿命には個人差があるが、鎌倉時代の皇太后・北山准后《じゅごう》（平清盛のひ孫）は１００歳を優に超えたとされる。歴史上の人物の生涯ははっきりしない面があるが、長生きした人はたくさんいた。パワーあふれる日本史上の長寿者を紹介しよう（享年は数え年）。

▼安倍晴明《あべのせいめい》・85歳（平安時代の陰陽師《おんみょうじ》、９２１〜１００５年）▼北山准后・107歳（１１９６〜１３０２年）▼法然《ほうねん》・80歳（浄土宗の開祖、１１３３〜１２１２年）▼親鸞《しんらん》・90歳（浄土真宗の開祖、１１７３〜１２６２年）▼天海《てんかい》・１０８歳（天台宗の高僧、１５３６〜１６４３年）▼徳川家康《とくがわいえやす》・75歳（江戸幕府初代将軍、１５４２〜１６１６年）▼真田信之《さなだのぶゆき》・93歳（松代藩初代藩主、１５６６〜１６５８年）▼貝原益軒《かいばらえきけん》・85歳（儒学者、『養生訓』の著者、１６３０〜１７１４年）▼杉田玄白《すぎたげんぱく》・85歳（蘭学者、『解体新書』出版、１７３３〜１８１７年）▼伊能忠敬《いのうただたか》・74歳（日本全土の地図作成、１７４５〜１８１８年）▼葛飾北斎《かつしかほくさい》・90歳（江戸後期の浮世絵師、１７６０〜１８４９年）

第2章　なぜ老いるのか

知恵を得た人類は野生動物と異なり、自らの手で寿命を延ばしてきた。そして今、私たちは「老いを生きる時代」を迎えている。

では、歳を重ねることに伴う老化は、なぜ起きるのか。人類はその仕組みの解明にも挑んでいる。第2章では、老化のメカニズム研究の最前線を追ってみたい。それは、健康長寿を切り開く道につながるともいえそうだ。

この章は基礎老化学の最前線でもあり、細胞レベル、分子レベルのやや専門的な話も多い。難解だと思われる皆さまは、読み流して第3章に進んでいただいても——と思う。

1　老化や病気を引き起こす活性酸素

「老化に関する12の特徴を示した最新の情報です」。愛知県大府市にある国立長寿医療研究センター研究所——。老化ストレス応答研究プロジェクトチームの清水孝彦リーダー（基礎老化学）は、1枚のイラストを手に語り出した。オビエド大学（スペイン）のカルロス・ロペス－オチン教授らが2023年、米科学誌『セル』に発表した論文（図表2－

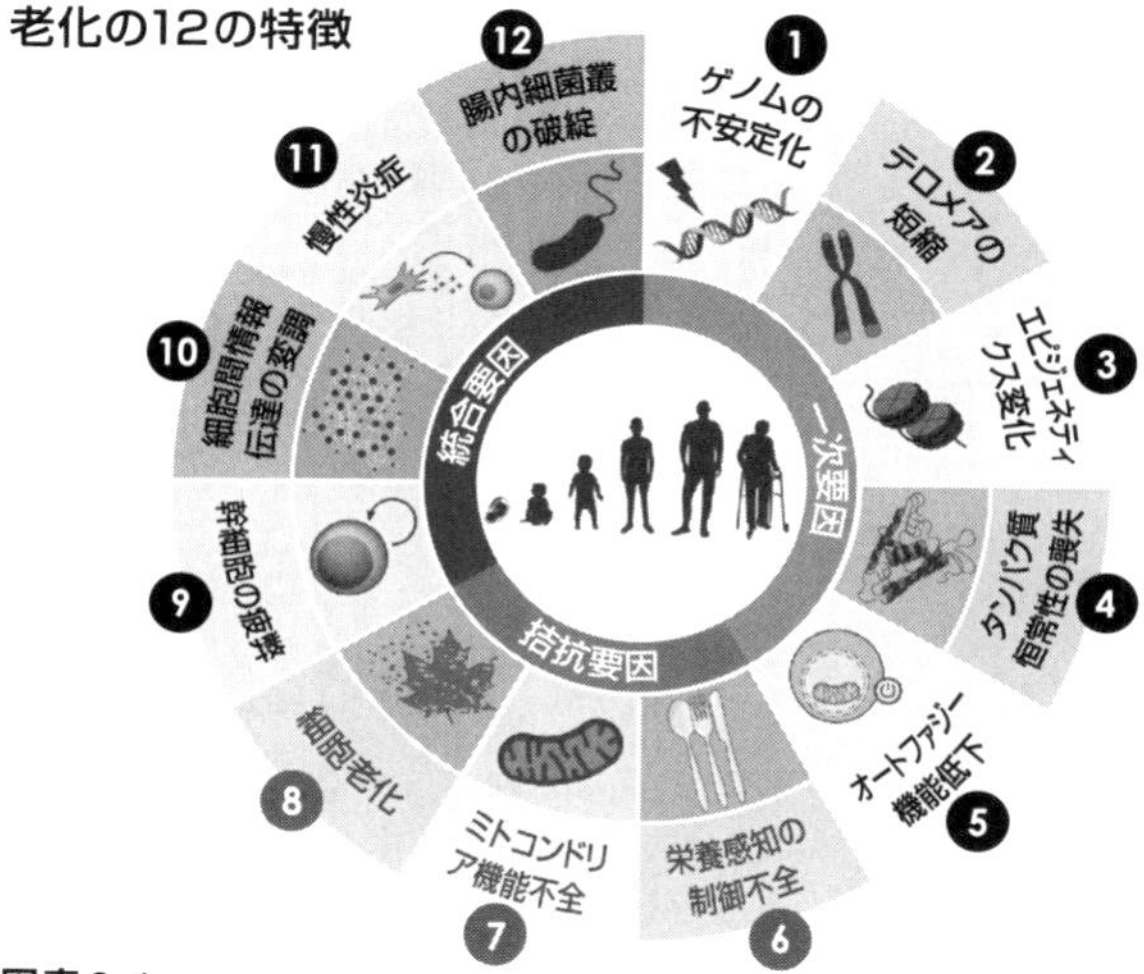

図表2-1

Carlos López-Otín, et al. Cell, 186, 243–278 (2023)

1）のイラストで、日本語に翻訳してくれた。

老化の生物学的背景は複雑であり、さまざまな老化現象や老化に伴う病気は、これらの老化の特徴が組み合わさって起きる。

まずは、ゲノム（すべての遺伝情報）の不安定化、タンパク質恒常性の喪失、細胞老化、慢性炎症などの原因となる活性酸素（酸素毒）と、活性酸素を生み出すミトコンドリアを取り上げよう。

副産物としての「酸素毒」

私たちは、栄養素からエネルギー（ATP＝アデノシン三リン酸）を作るため、呼吸で取り込んだ酸素を燃やしている。これを担っているのは、赤血球を除くほとんどの細胞の中に存在するミトコンドリアだ。しかし、エネルギーを生み出す過程で、副産物として反応性（酸化能力）が高い活性酸素が生じる。

活性酸素はいくつかの物質の総称で、遺伝子の本体・DNAや細胞を傷つけ、タンパク質の恒常性維持機能などを障害する。老化や慢性炎症、がんなどさまざまな病気を引き起こす「酸素毒」である。

活性酸素は、心筋梗塞、脳卒中など一時的に血流が途絶える虚血に伴う再灌流《かんりゅう》、心理的・肉体的なストレス、有害物質などによっても生じる。だが、主に生存に欠かせないエネルギーを得る過程で生み出されることは皮肉でもある。

一方、活性酸素は免疫反応で感染予防の役割を担うほか、細胞の分化、細胞間のシグナル伝達などに関与していて、単に〝悪者〟としてかたづけるのは不適切だ。

多くの病気に関与

国立精神・神経医療研究センター　トランスレーショナル・メディカルセンターの佐藤和貴郎開発戦略室長（脳神経内科）は、「活性酸素は、しみ・しわなど見た目の老化に加え、がん、緑内障・白内障、糖尿病、アルツハイマー病・脳梗塞・パーキンソン病、心筋梗塞・心不全・動脈硬化症、慢性関節リウマチなど多くの疾患に関わっている」と話した。

また佐藤室長は、「脳梗塞の急性期に、虚血・再灌流によって活性酸素が生じることから、それを除去する抗酸化薬の投与が健康保険の適用になっている」と解説した。さらに、「体を動かす運動神経の働きが失われていく難病、筋萎縮性側索硬化症（ALS）にも関与していて、進行抑制に抗酸化薬が用いられている」と述べた。

ミトコンドリアという外来者

ミトコンドリアは、酸素を使ってエネルギーを生み出す細菌が、進化の過程で私たち真核生物の細胞に入り込んで共生した〝外来者〟だ。そのため、細胞の核とは別に独自の遺伝子を持っている。

清水リーダーは、「ミトコンドリアは、分裂や融合に加え、細胞内のタンパク質を分解するオートファジー（自食作用）の一種マイトファジーによって分解され、新生している躍動感がある存在」と語る。だが、加齢とともに機能不全が起こり、活性酸素が増える一方、エネルギー産生は低下する。

さらに、活性酸素を消去して体を守る酵素スーパーオキシドディスムターゼ（SOD）や、グルタチオンといった抗酸化物質の働きも、加齢に伴い減るため、活性酸素の増加を引き起こしている。

清水リーダーのグループは、老齢マウスの膝関節の軟骨細胞で活性酸素の産生が高まっていること、軟骨細胞に人為的な機械刺激を与えると老齢マウス同様に活性酸素の産生が増える一方で、ＳＯＤが低下することを突き止めている。変形性膝関節症患者の軟骨組織でも、活性酸素の増加とＳＯＤの活性低下が確認されていて、清水リーダーは「膝関節症のリスクファクター（危険因子）は、膝への物理的な負担とともに、加齢によるＳＯＤの活性低下が絡んでいると見られる」と語った。

また、「ＳＯＤを欠損させた細胞では、細胞老化に似た変化が起きる」と報告している。活性酸素を除去するとされるビタミンＡ・Ｃ・Ｅ、ポリフェノール、カロテノイドなどの抗酸化物質が話題になって久しい。だが、サプリなどでの摂取に対する効果・影響の評価は定まっていない。

過剰な活性酸素発生を防ぐにはどうしたらいいのか。佐藤室長は「適度な運動は健康に不可欠だが、過剰な運動は弊害になる。過度のストレスや食べすぎもよくない」とアドバイスした。

2　加齢で衰えてしまう免疫

免疫は、自己（自分の体）と非自己（病原体、がん細胞などの異物）を識別して、異物を排除する防衛機能だ。だが、老化に伴ってその働きは低下し、感染症や発がんに対する抵抗力の低下を招く。

白血球が免疫を担っているのだが、免疫反応に関わる役者は多く、メカニズムも複雑だ。まずは、その仕組みを宮坂昌之・大阪大学名誉教授（免疫学）に解説してもらった。

白血球の中の役者たち

免疫反応には二つのパターンがあり、最初に働くのは生まれつき備わっている自然免疫だ。だが、異物排除が不十分な場合に獲得免疫が動き出す。

白血球の中で自然免疫に登場する主な役者は、好中球、マクロファージ、樹状細胞、ナチュラルキラー（NK）細胞（図表2－2）。これらが、病原体などの特有の構成成分をパタ

免疫反応に関わる「役者」

自然免疫
- 好中球
- マクロファージ
- 樹状細胞
- ナチュラルキラー細胞

獲得免疫
- ヘルパーT細胞
- キラーT細胞
- 制御性T細胞
- B細胞

図表2-2

ーン認識して、手当たり次第に立ち向かう。また、炎症性サイトカイン（タンパク質の一種）を放出して周囲の細胞に警報を発する。炎症は、異常状態に対する防御反応である。

自然免疫で真っ先に駆けつける火消し役は好中球だ。異物を食べて（取り込んで）分解する食細胞で、他の白血球を応援部隊として呼び込む役割も持っている。

マクロファージは、ウイルスや細菌に加えて死んだ細胞なども食べる能力が高く、宮坂名誉教授は「いわば生体内の掃除役」と話した。やはりサイトカインを放出して、周囲の細胞を刺激する。

樹状細胞は食細胞の一つだが、「抗原提示といって、異物の抗原（抗体を作らせる物質）の情報を、（後述する）獲得免疫に関わるヘルパーT細胞、キラーT細胞に伝える働きを担っている」と宮坂名誉教授は解説した。さらに、キラーT細胞の働きを高めるとともに、自己を攻撃しないようにセーブする役割を併せ持つ。

NK細胞は、ウイルス感染細胞やがん細胞などを退治する。

だが、自然免疫は獲得免疫とは異なり、異物（抗原）を記憶しておくことはできない。

ピンポイント攻撃を行う獲得免疫

一方の獲得免疫は、個々の異物に選択・特異的に働く「ピンポイント攻撃」が特徴だ。獲得免疫は、さらに液性免疫と細胞性免疫に分けられ、立役者はリンパ球の一種であるT細胞とB細胞だ。T細胞にはヘルパーT細胞、キラーT細胞、制御性T細胞がある（図表2-2）。

液性免疫は、抗原抗体反応で知られる。自然免疫で触れたように、樹状細胞から抗原情報を得たヘルパーT細胞が、B細胞に抗体を作るように指令を送る。産生された抗体は補体（自然免疫に関わるタンパク質の一群）と協力したり、食細胞を活性化したりして異物を攻撃する。抗原に反応したB細胞の一部はメモリー（記憶）B細胞になり、戦った異物を記憶する。「同じ異物が再度侵入してきた時に、速やかに抗原抗体反応を始動できるよう備える」と宮坂名誉教授は話す。

細胞性免疫は、免疫細胞が感染細胞やがん細胞を直接攻撃するのが特徴だ。樹状細胞の抗原提示を受けたヘルパーT細胞はサイトカインを出して、キラーT細胞やNK細胞を活性化させる。

制御性T細胞は、これらの免疫細胞が正常な細胞を攻撃するのを防ぐほか、免疫反応が過剰にならないようにセーブしている。

B細胞同様に、キラーT細胞の一部がメモリー（記憶）T細胞になる。

機能低下だけでなく、余計なこともしてしまう

免疫の老化をめぐって、国立長寿医療研究センター研究所の丸山光生・ジェロサイエンス研究センター長（分子免疫老化学）は、「自然免疫も獲得免疫も、加齢に伴い働きが低下する。ことに獲得免疫の機能低下が著しい」と解説した。

B細胞もT細胞も、元になる細胞は骨髄で作られる。丸山センター長は、「未熟なT細胞は、胸腺で教育・選抜され一人前になる。だが、胸腺の機能は思春期頃が最大で、加齢とともに大幅に萎縮してしまう」と語る。こうした胸腺の機能低下によるT細胞の成熟障害のほか、骨髄の機能も低下する。

さらに丸山センター長は「T細胞もB細胞も、加齢によって総数はそう減らない。だが、異物（抗原）に出合ったことがないナイーブ細胞の割合が低下して、新たな敵（抗原）に応答したり、それを記憶したりする力が落ちてしまう」と解説した（図表2－3）。

若い人に比べて高齢者では予防接種の効きが落ちる。「ナイーブ細胞が少ないため、（ワクチンという）抗原に対して、抗体を作る機能が弱くなっているのも原因の一つ」と丸山セ

獲得免疫を担う細胞の加齢に伴う変化

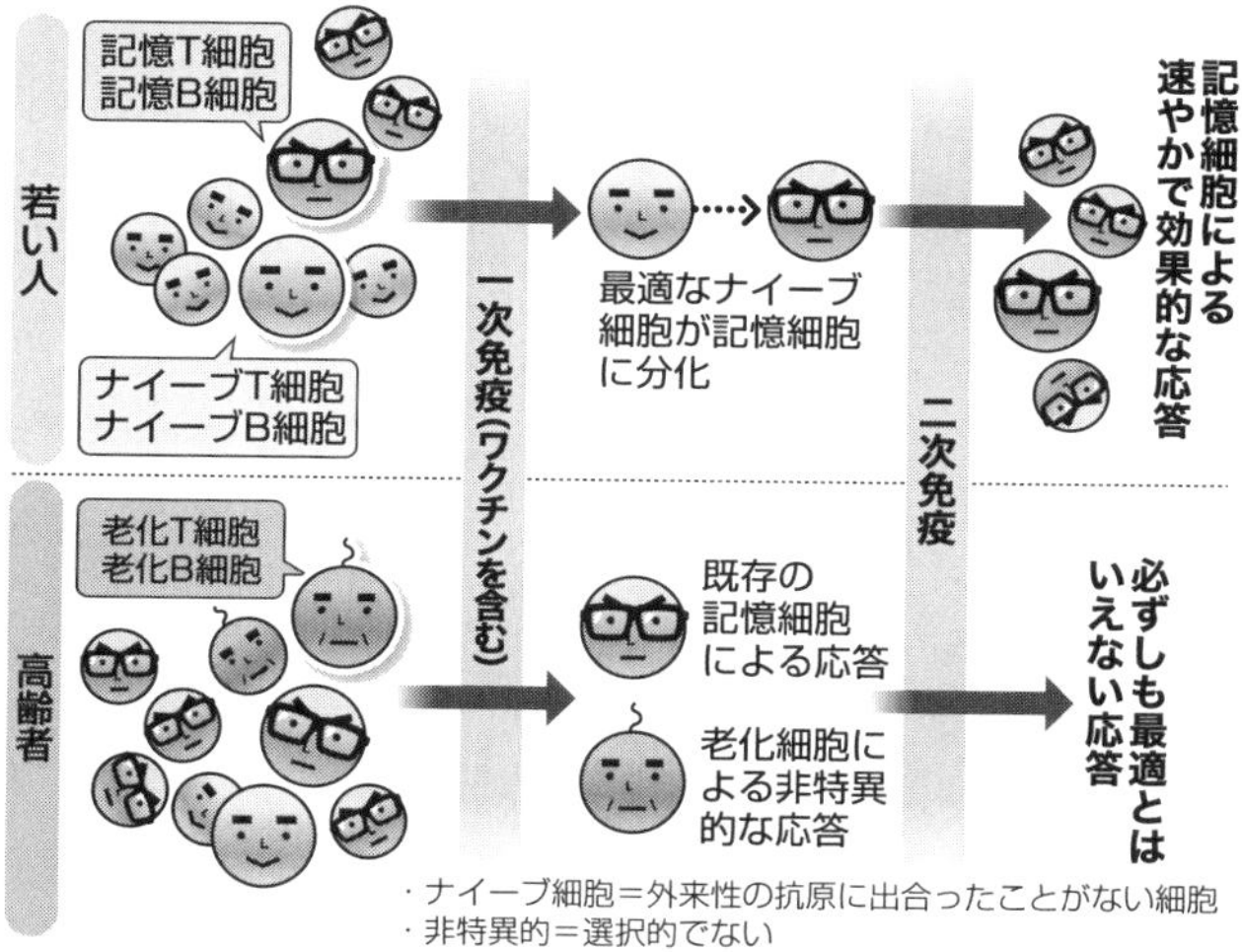

図表2-3　（国立長寿医療研究センター研究所・丸山光生センター長らの図を基に作成）

ンター長は言う（図表2－3）。

ナイーブ細胞による免疫応答が低下する一方で、すでに抗体記憶を持っている「既存の記憶細胞」や老化した免疫細胞の一部が、間違って応答する事態が起きる。「機能が低下しているうえに、余計なこともしてしまう」（丸山センター長）のだ。自己と非自己の識別機能の低下・混乱によって、自らの体を攻撃してしまう自己免疫疾患などを誘発する。

免疫老化が進むと、炎症反応が起きやすくなる。制御する働きも落ちるため、体の中に蓄積して慢性炎症が生じる。慢性炎症は、高齢者特有の多くの病気に関わることから、改めて取り上げたい。

3 「細胞分裂の回数券」テロメア

私たちの体は、60兆個とも37兆個とも推定される細胞で成り立っている。推定数に大きな開きがあるものの、細胞群が膨大であることには違いない。神経や心臓などを構成している細胞の一部を除き、大部分の体細胞の寿命は想像以上に短く、新陳代謝によって入れ替わっている。

これら細胞の寿命は、最も短いとされる腸の上皮細胞で数日、皮膚の表皮細胞はおよそ1ヵ月、赤血球は約4ヵ月。骨を作る骨芽細胞は数ヵ月だ。老化した細胞から徐々に入れ替わるため、見方によっては何年かすれば脳や心臓などを除いて「新しい個体」が出来上がっているともいえそうだ。

このような細胞の代謝について、大阪大学微生物病研究所の原英二教授（分子生物学）は「プログラムされたシステムだろう」と語る。また、腸の上皮細胞や表皮細胞が短命なことについて、国立長寿医療研究センター研究所の丸山光生・ジェロサイエンス研究センター長は、「外界からの異物や病原体の侵入から体を守る防衛最前線だ。さらに腸管は、栄養の吸収も担っている。ストレスも多いことから代謝が速いのかもしれない」との見方を示した。

骨について谷川整形外科クリニック（長野県松本市）の谷川浩隆院長は、「骨には骨基質と細胞があり、骨基質は建物でのセメントにたとえられる。一方の細胞は、骨芽細胞（造骨細胞）、骨細胞、破骨細胞の3種類で、骨芽細胞は石灰化によってセメントを作り出す。セメントが劣化しないようにメンテナンスしているのが骨細胞。破骨細胞は古くなったセメントを食べて吸収している」と解説した。

骨の代謝は、破骨細胞と骨芽細胞によるスクラップ&ビルドで営まれているわけだ。破骨細胞の寿命は数週間、骨芽細胞は数ヵ月だが、骨細胞は10～20年以上ときわめて長いようだ。

新たな細胞の供給源

新しい細胞を供給しているのは、体性幹細胞と呼ばれる幹細胞（メモ参照）だ。例えば、表皮細胞は表皮最下層の基底層にある表皮幹細胞で、赤血球は骨髄中の造血幹細胞で生み出される。骨芽細胞は間葉系幹細胞に由来する。

＊幹細胞：自分自身をコピーする自己複製能力と、さまざまな細胞に変化できる分化能力を併せ持つ細胞。万能（多能性）幹細胞と体性幹細胞の二つの種類がある。

体を構成しているどんな細胞にも分化できるのが万能幹細胞だ。受精卵から一部の細胞を取り出して培養する方法で作るＥＳ細胞（胚性幹細胞）が知られる。また、血液や皮膚などの細胞に遺伝子を入れるなどして、さまざまな細胞に分化できるようにした人工多能性幹細胞（ｉＰＳ細胞）がある。

一方、体の組織にあるのが体性幹細胞で、血液、皮膚、肝臓など、一定の限られた細胞に分化が可能である。組織や臓器を長期にわたって維持する重要な役目を担っている。

体性幹細胞は、自己複製する能力で同じ幹細胞を増やしているが、新しい細胞を供給する必要ができた時には、供給先の細胞（皮膚細胞や赤血球など）に分化する。だが、「加齢とともに、幹細胞も老化して分裂能力が低下し、十分な細胞を供給できなくなる」と丸山センター長は解説する。現に、表皮の新陳代謝の周期は、個人差はあるが20代くらいまでは約28日とされるが、加齢とともに長くなる。

原教授は、「幹細胞の性質を維持するために必要な、ニッチと呼ばれる微小環境の機能も老化によって低下する。このため、元気な幹細胞のプールが減ってしまう」と述べた。

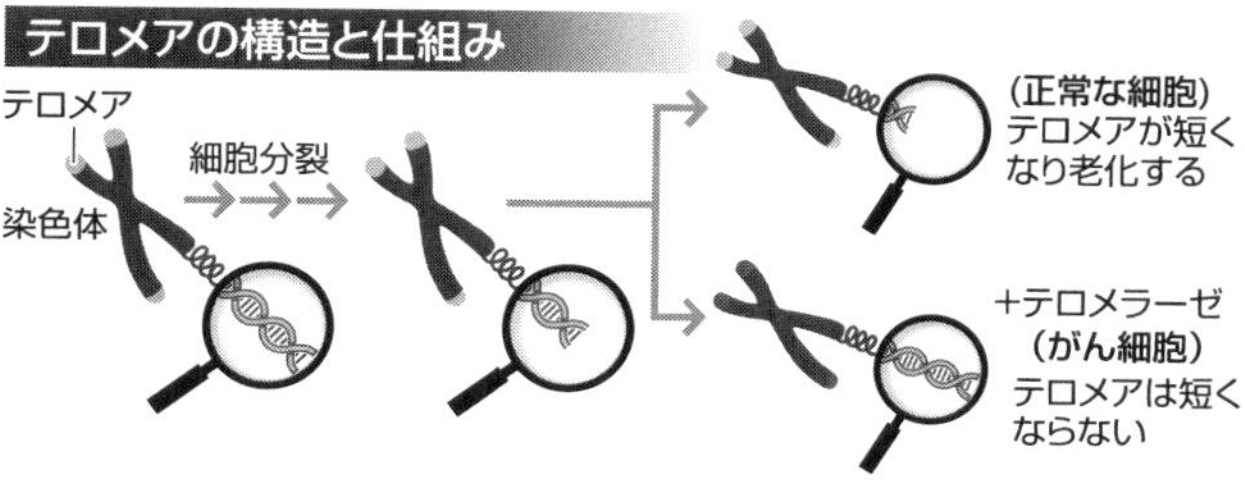

図表2-4　（公益財団法人長寿科学振興財団 健康長寿ネットの図を基に改変）

細胞分裂の限界、ヒトは約50回

体細胞には、心臓や脳の一部の細胞、赤血球のような非分裂性のタイプもあるが、多くは程度の差はあれ分裂をくりかえす。だが、がん細胞や生殖細胞以外では、分裂回数は限られていて、「ヘイフリックの限界」と呼ばれる。ヒトでは、分裂をおよそ50回くりかえすと老化して分裂を停止し、最終的にはアポトーシス（細胞の自殺）などにより死滅すると考えられている。

ヘイフリックの限界には、染色体の末端にあるテロメアが関与しているとされる（図表2－4）。テロメアは、染色体がほどけないように保護しているのだが、細胞が分裂するたびに少しずつ短くなる。やがて分裂のスピードは落ちて細胞は老化する（写真2－1）。このためテロメアは、「細胞分裂の回数券」にもたとえられる。

細胞の分裂停止は、遺伝子の損傷、がん遺伝子の活性化な

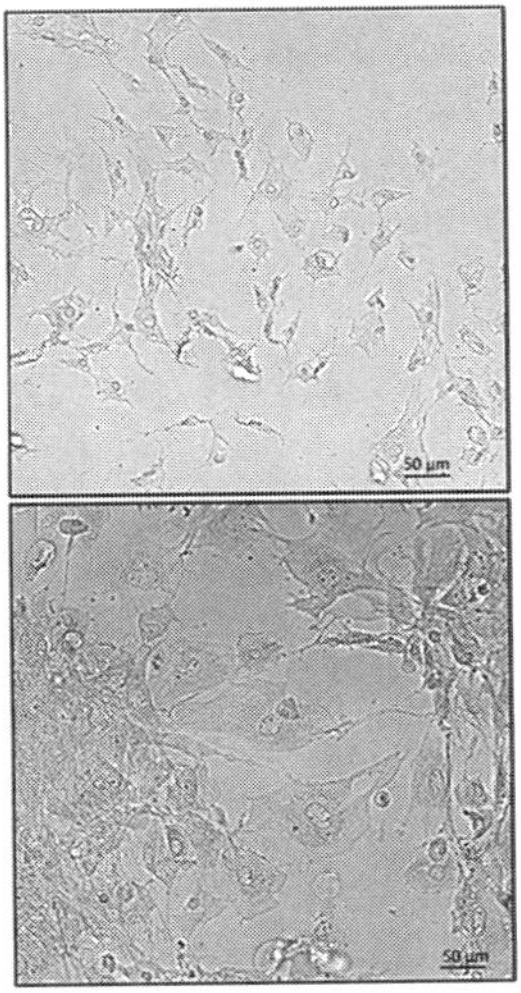

写真2-1
継代培養したマウス胎児線維芽細胞の若い細胞（上）と老化した細胞（下）の光学顕微鏡写真
若い細胞は形がシャープで境界もしっかりしているが、老化した細胞は肥大化して境界も鮮明でない
＝丸山光生センター長提供

どでも起きることから、異常を持った細胞が増殖をくりかえしてがん化することを防ぐ防衛機構と見られている。

一方、くりかえし分裂を続ける生殖細胞やがん細胞では、テロメアを再生する酵素であるテロメラーゼが働いて、短くなったテロメアを元の長さに戻している。

細胞—臓器—個体へ

ヘイフリックの限界が、個体そのものの寿命に直接的に結びついているかどうかは、はっきりしていない。原教授は、「ヒトのT細胞（免疫を担う血液の細胞）では、テロメアが短くなることで細胞老化が起きるとの報告がある。一方、実験動物として用いられているマウスでは、テロメアの枯渇は見られない」と語った。細胞の分裂寿命の前に、遺伝子の傷や有害物質などの外的要因によって細胞の老化が起きるともされる。

細胞レベルの研究が、臓器や個体へどうつながるのか？ 老化をめぐるメカニズムの追究は続く。

4 長寿に伴う「老化細胞」の過剰な蓄積

私たちの体細胞の多くは、分裂をくりかえしながら増殖している。だが、DNAの損傷、がん遺伝子の活性化などで発がんの危険性が生じると、「細胞老化」と呼ばれる安全装置によって細胞分裂を元に戻れないように停止させ、がん化を防いでいる。混同・誤解されがちだが、細胞老化は老若ともに起きる現象であって、加齢とは同一の流れにはない。

細胞老化は、アポトーシス（細胞の自殺）とともに、がん抑制作用の側面が注目されてきたが近年、負の作用も指摘され、個体の老化や高齢者の疾患との関連が浮かび上がっている。

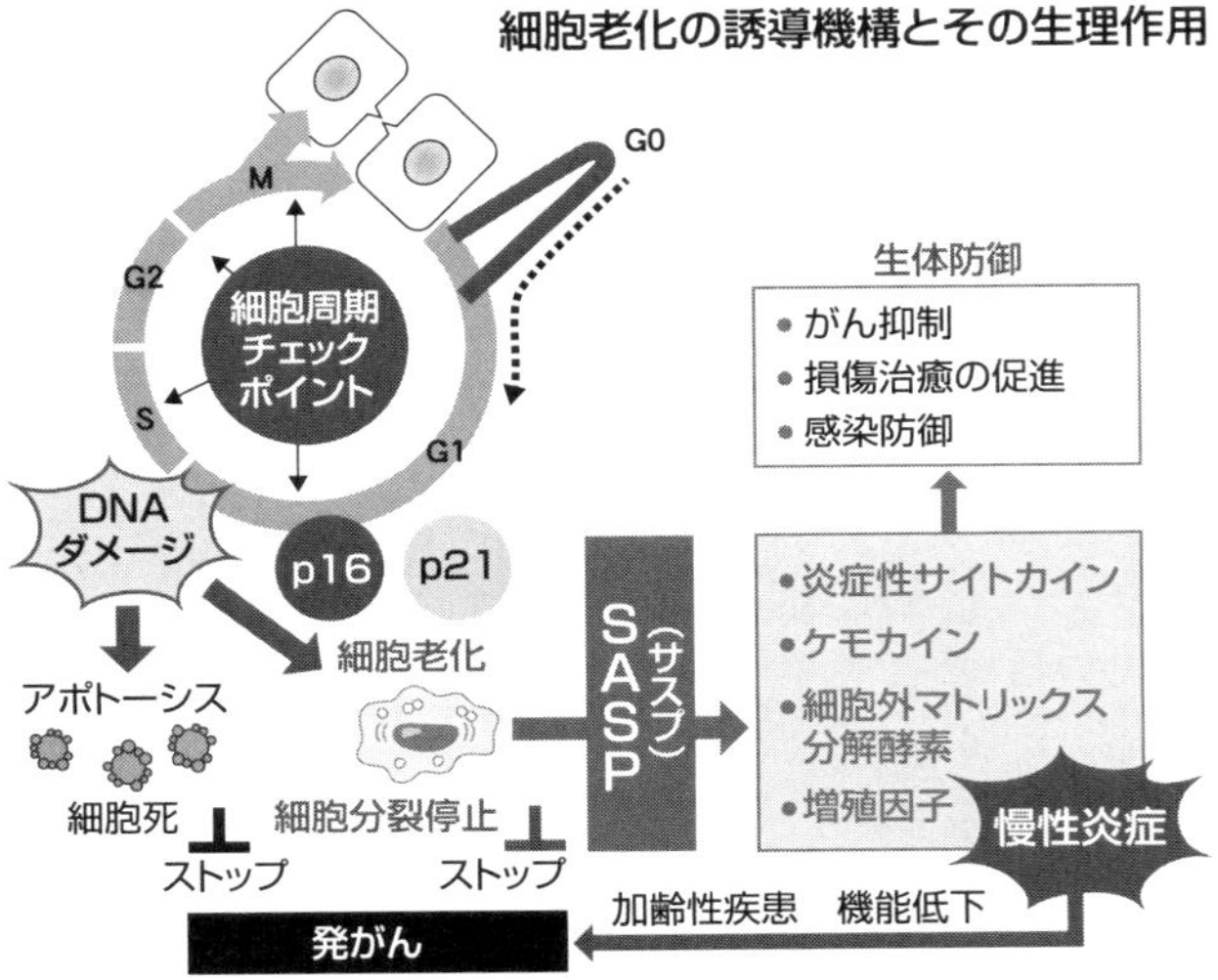

図表2-5　（原英二・大阪大学教授による）

老化細胞という「ゾンビ細胞」

一方、細胞老化によって分裂を停止した細胞は、「老化細胞」といわれる。

細胞死を起こすアポトーシスとは異なり、老化細胞は生存可能であり、加齢とともに体内にたまっていく。老化細胞の蓄積について『老化研究をはじめる前に読む本』（高杉征樹著・羊土社）は、「原因ははっきりしていませんが、細胞に生じるストレスの増加、細胞のストレス抵抗性の低下、および免疫細胞による老化細胞の除去機能の低下といった要因が寄与している可能性が示唆されています」と記している。

原英二・大阪大学微生物病研究所教授は、「老化細胞はSASP（サスプ＝

細胞老化随伴分泌現象、メモ参照）を引き起こす」と解説した。過度のSASPは慢性炎症を誘発し、がんや白内障・動脈硬化症・肺線維症・多発性硬化症など高齢者に多いさまざまな疾患に関わっている（図表2－5）。

＊SASP（サスプ＝細胞老化随伴分泌現象）：細胞老化によって分裂を停止した老化細胞が引き起こす現象。細胞同士のシグナルのやりとりに使われる「炎症性サイトカイン」や「ケモカイン」などのタンパク質の分泌を促進したり、細胞と細胞の間を満たす物質「細胞外マトリックス」を分解する酵素の分泌を増やしたりする。

さらに正常な細胞の細胞老化も引き起こし、身体の老化を促進するとされる。このように、分裂を停止しているのに死なずに〝悪さ〟をする老化細胞は、「ゾンビ細胞」とも呼ばれている。

負の部分が表面化

老化細胞は、非アルコール性脂肪性肝炎（NASH）を経て肝がんを発症した患者の肝星細胞に蓄積が見られる。原教授らのグループ（写真2－2）は、高脂肪食を与えて肥満させたマウスでは、脂肪の吸収に関わる胆汁酸が腸内細菌によって悪玉物質である二次胆汁酸に変化し、腸から肝臓に運ばれて肝星細胞が細胞老化を起こすことを突き止めている。

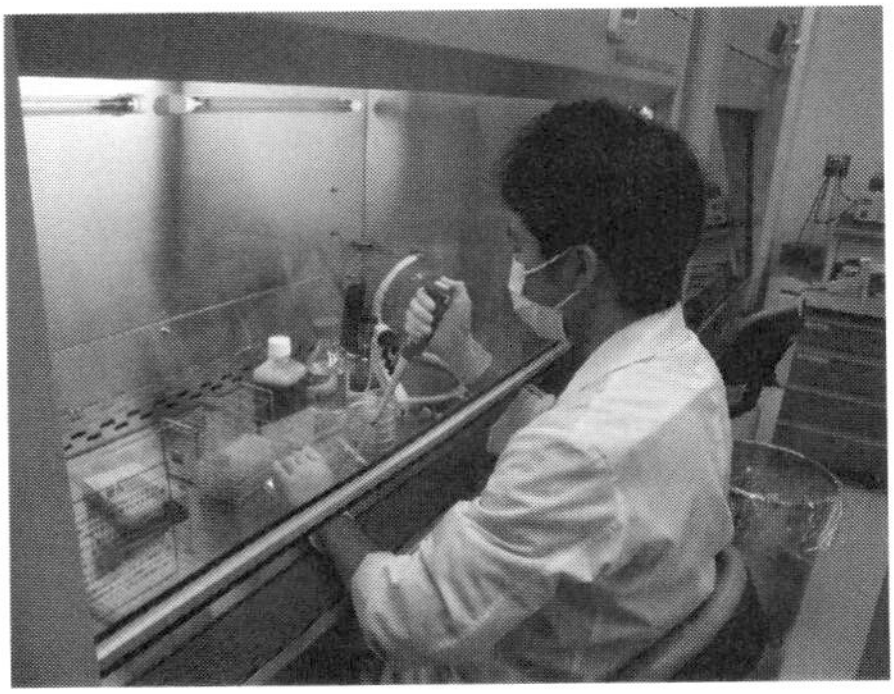

写真2-2　原英二教授の研究室で細胞老化の研究に取り組む脇田将裕特任助教
＝原英二・大阪大学教授提供

二次胆汁酸によって、細胞老化―SASP―炎症の系を介し、肝がんを引き起こすと考えられる。

原教授は、「私たちの寿命は、明治中期以降の百二十数年の短期間に急激に延びた。老化細胞やSASPの副作用に対する進化が追いつかず、負の部分が表面化していると考えられる」と指摘した。長寿に伴う老化細胞の過剰な蓄積――。がんなどの防御機構だった細胞老化というシステムが、現代人にとってはあだになっているともいえよう。

SASPには有益な面もある

一方でSASPは、免疫細胞を導いて不要になった老化細胞を死滅させたり、傷の修復に関わったりするなどの有益性を併せ持っている。例えば皮膚が傷ついた時にも、皮膚線維芽細胞で細胞老化が生じ、線維化したり傷痕を残したりするのを抑制すると同時に、治癒のためにＳＡＳＰ因子が免疫細胞を呼び込んでいると見られる。

また、前述したように、がん抑制のために細胞老化を誘導する側面も有する存在であり、若い時には個体の生き残りに役立っているとされる。

こうした中で、老化細胞を除去するセノリティクスと呼ばれる薬剤の開発が国内外で進んでいる。原研究室でも取り組んでいて成果も出ている。だが原教授は、「ＳＡＳＰの有益な面が失われないようにしなくてはならない。老化細胞にはいろいろなタイプがあり、根こそぎ排除することは問題がありそう。悪玉の老化細胞を選択的に除去することは、現段階では困難で、開発には時間がかかるだろう」と慎重に語った。

原教授は、「細胞老化を防ぐ生活をすることが大切」と訴える。そのために肥満に注意する、喫煙をしない、飲酒はほどほどに、紫外線を過度に浴びない、過度の精神的ストレスを避ける、適度な運動が大切だが、過度の運動はよくない、十分な睡眠を取る——ことをアドバイスした。

また、「マウスも、1匹だけで飼育していると体調不良を起こす」として、コミュニケーションの大切さも指摘している。

5　全身に悪影響を及ぼす「慢性炎症」

赤く腫れて熱を持ち痛む——。炎症には、このようなイメージがあるが、これは、けがをした患部や風邪をひいた時に喉に生じる「急性炎症」の症状だ。体に侵入してきた異物に対する一過性の防衛反応である。一方、厄介なのは体内でくすぶり続ける「慢性炎症」で、老化を促進させるとともに、老化の大きな特徴の一つでもある。

慢性炎症は「沈黙の殺し屋」といわれるように、自覚症状がほとんどないまま、さまざまな臓器の機能不全を進行させる。

免疫やＳＡＳＰが関与

免疫学が専門の宮坂昌之・大阪大学名誉教授は「加齢とともに、免疫に関わるタンパク質、炎症性サイトカインが血液中に増えてくる。また老齢者の細胞は、若い人の細胞に比べて炎症性サイトカインを多く作る傾向がある」と語る。

老化に伴う慢性炎症の原因として、免疫の老化、組織の損傷に伴う自然免疫系の活性化が挙げられる。前述したように、分裂を停止した老化細胞から放出されるSASP（サスプ＝細胞老化随伴分泌現象）因子も炎症を誘導する。老化に伴うミトコンドリアの機能不全によって生み出された活性酸素（酸素毒）の影響も考えられる。

加齢による炎症関連遺伝子の発現上昇も関与していて、公益財団法人がん研究会などは、老化した細胞では、正常な細胞には見られないRNAが多く発現し、炎症に関わる遺伝子のスイッチを入れることを報告している。

動脈硬化、糖尿病も

炎症がくすぶり続けると、どんな問題が起きるのか——。宮坂名誉教授は、「炎症の悪影響が、細胞同士のシグナルのやりとりに関わるサイトカインを介して全身に広がるため、さまざまな病気のもとになる」と解説する。さらに、「組織が線維化して硬くなるなどの変化を起こして、機能が低下する」と述べた（図表2－6）。

発症や進展に慢性炎症が関わっている疾患は多く、がん、動脈硬化、糖尿病、肝硬変、ぜんそく、クローン病、アルツハイマー病、多発性硬化症、うつ病などが挙げられる（図表2－7）。

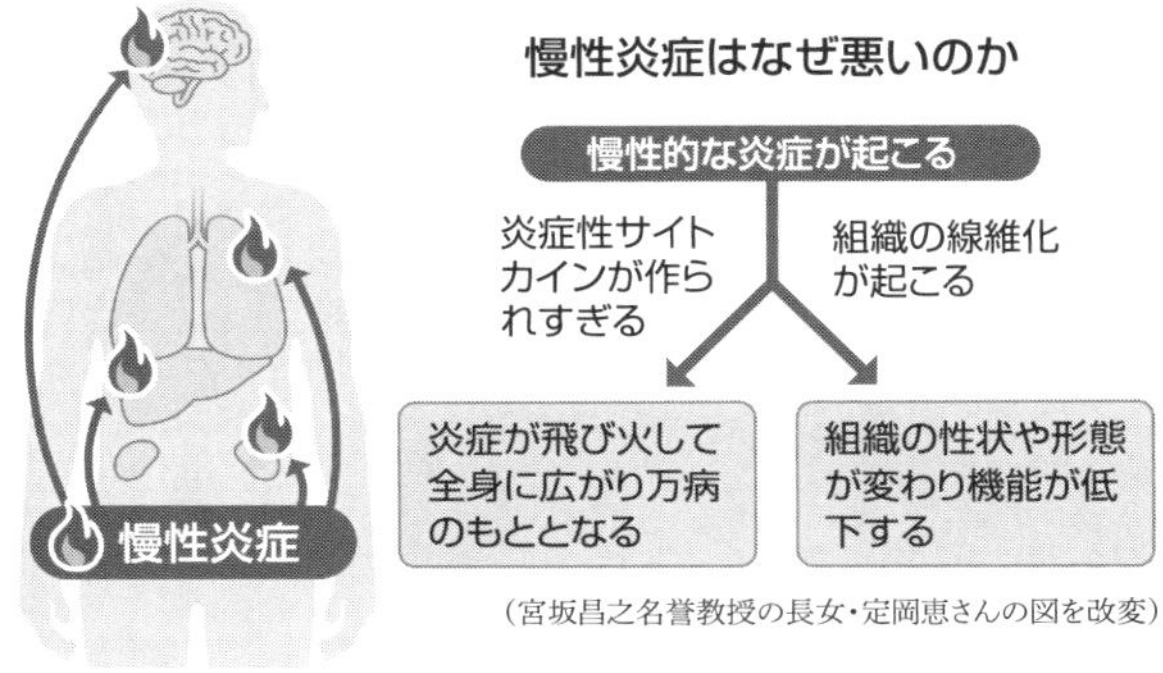

（宮坂昌之名誉教授の長女・定岡恵さんの図を改変）

図表2-6

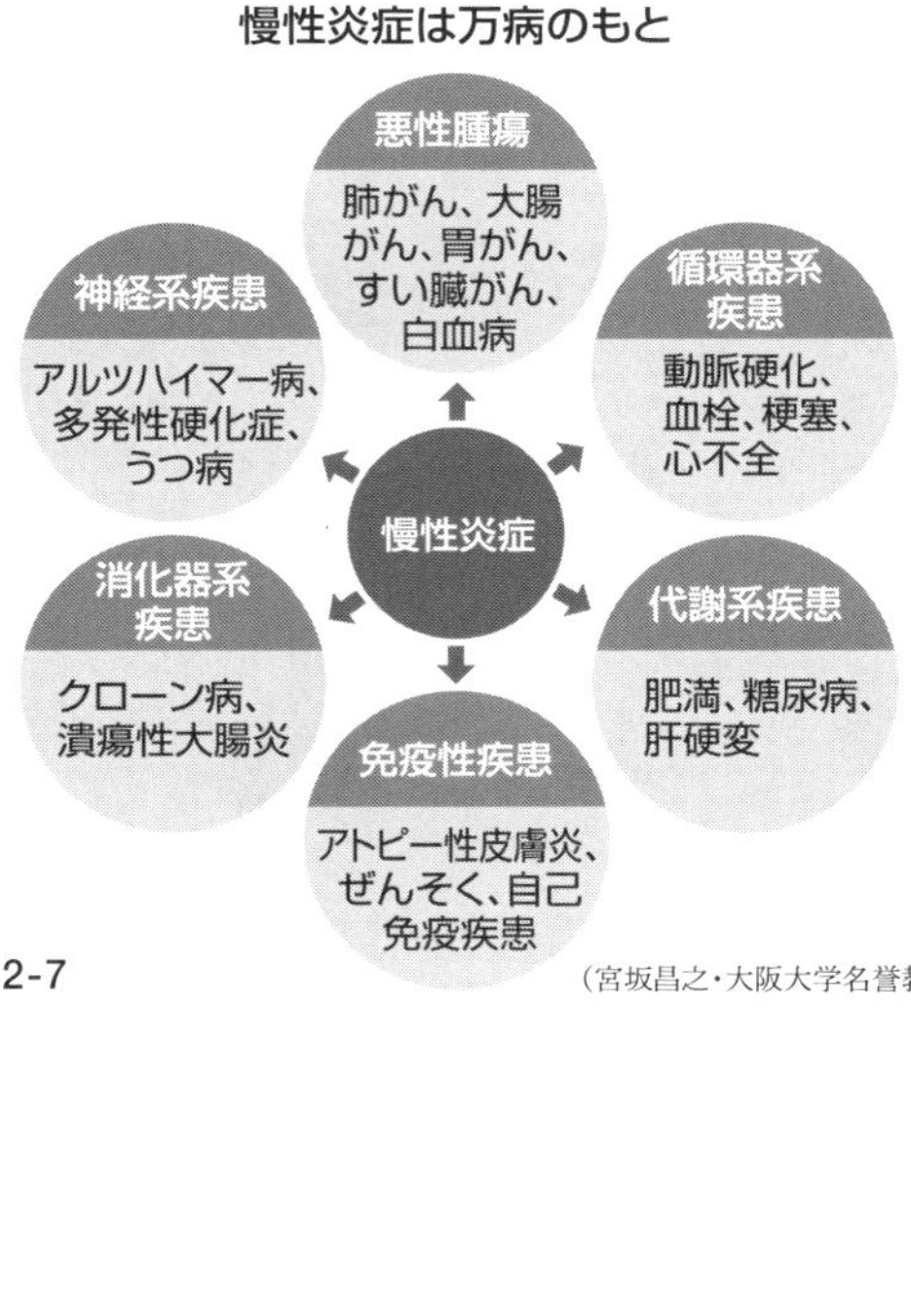

図表2-7

（宮坂昌之・大阪大学名誉教授による）

世界で初めて人工がんを発生させた山極勝三郎博士（長野県上田市出身）が、ドイツ留学中に師事したウィルヒョウ博士は、20世紀初めに「動脈硬化の炎症説」を唱えていたという。近年になって、動脈硬化と慢性炎症がクローズアップされているだけに病理学者としての先見性は見事である。

動脈硬化にはいくつかのタイプがあるが、大動脈など比較的太い動脈にプラークと呼ばれる粥《かゆ》のような病変ができ、動脈が狭くなる粥状《じゅくじょう》動脈硬化（アテローム性動脈硬化）は、狭心症などの原因になる。プラークを覆う被膜が破れると血栓（血の塊）が形成される。血栓によって血管が詰まると、心筋梗塞や脳梗塞を引き起こす。

粥状動脈硬化の発生、進展、有害事象発症には、血管壁の慢性炎症が関わっている。プラーク内の炎症が続くと、マクロファージからの分泌物によってプラークが破綻しやすくなると考えられている。

一方、慢性炎症は、肥満や糖尿病とも大きな関わりがある。肥満では、脂肪組織に持続的な炎症が見られる。宮坂名誉教授によると、大阪大学のグループのマウスによる実験によって、高カロリー食で脂肪組織が刺激を受けると、脂肪組織で炎症を誘発する分子が作られて持続的な炎症が起こり、これ（慢性炎症）が全身の細胞に働いてインスリンの効きの低下をもたらすことが報告されている。

さらに、宮坂名誉教授は「慶應義塾大学の調査で、慢性炎症がある人では老化が進んで寿命が縮み、慢性炎症が少ない人は長寿の傾向があることが明らかになってきた」と指摘した。

タンパク質CRPが指標にも

慢性炎症の有無は近年、検査である程度は把握できるようになっている。炎症や組織細胞の破壊が起こると血清中に増加するタンパク質CRPは、急性炎症の早期診断にマーカーとして活用されてきたが、慢性炎症に対してもやや数値が上がることから、高感度CRP検査の普及によって慢性炎症の指標にもなってきたのだ。

今、マーカーとして慢性炎症だけで値が上がるタンパク質の追究が進められている。

慢性炎症を防ぐにはどうしたらいいのか――。活性酸素や細胞老化の予防ですでに述べたように、ストレスを避け、肥満に注意する。適度に運動するなどに加え、宮坂名誉教授は江戸時代の本草学者《ほんぞうがくしゃ》・儒学者であった貝原益軒の『養生訓』を挙げ、「何事も中庸が大切。ほどほどに」とアドバイスした。

6　変性・劣化するタンパク質

私たちの生命活動は、遺伝情報に沿って作られるタンパク質を基に成り立っている。だが老化に伴って、タンパク質の質や量を制御する仕組みに障害が出るため、機能が低下・喪失したり、変化したりした異常なタンパク質が増えて蓄積する。アルツハイマー病、レビー小体型認知症、パーキンソン病、老人性全身性アミロイドーシスなどの疾患が増えてくる。クロイツフェルト・ヤコブ病も挙げられる。

タンパク質を構成しているのはアミノ酸で、数珠のようにつながれた後に幾重にも折りたたまれて、立体構造を取ることで機能する。正しく折りたたまれない（ミスフォールディング）ために生じるのがこれらの疾患で、タンパク質ミスフォールディング病と呼ばれる。

異常タンパク質が原因のアルツハイマー病

アルツハイマー病は、アミロイドβ（ベータ）という異常タンパク質が原因とされる（写

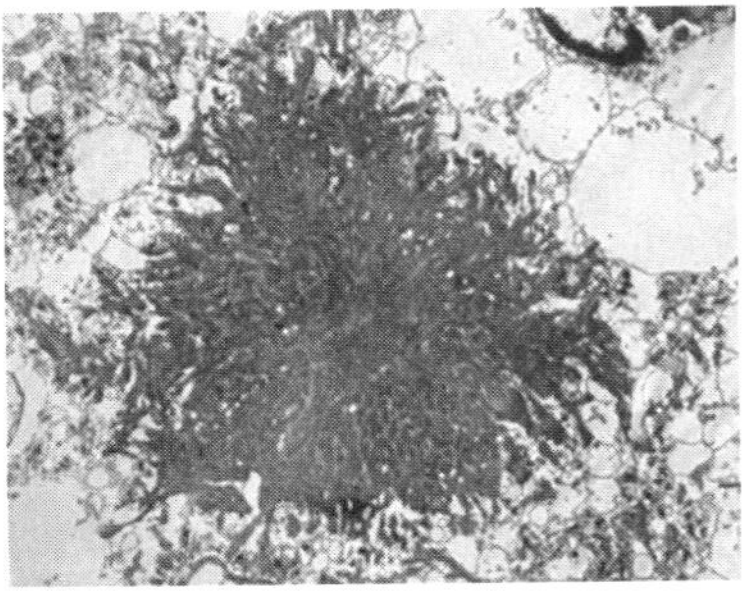

写真2-3　アミロイドβからなる老人斑の電子顕微鏡写真

アルツハイマー病の原因とされる＝池田修一・いけだ内科・脳神経内科クリニック院長提供

真２－３）。アミロイドは、タンパク質の形や性質が変わって水や血液に溶けにくくなった線維状の異常タンパク質の一群で、アミロイド沈着によって起きる疾患をアミロイドーシスという。

元・信州大学医学部長で、いけだ内科・脳神経内科クリニック（長野県安曇野市）の池田修一院長は、「アミロイドβは、脳内にあるＡＰＰというタンパク質が切断されて産生・凝集される。加齢などによってアミロイドβを除去する酵素の機能が落ちて蓄積し、脳のしみのような老人斑を形成する」と解説した。

パーキンソン病も、アミロイド化したα（アルファ）シヌクレインの神経細胞内での凝集が原因だ。レビー小体型認知症にも、αシヌクレインが関わっている。

一方、国の指定難病である「老人性全身性アミロイドーシス」は、野生型ＴＴＲ（トランスサイレチン）由来のアミロイドの蓄積が病因である。欧米に多い疾患とされていたが、池田院長による２０００年代初めの報告以降、日本にも一定数の患者がいることが推測されている。

主な症状は、心臓障害に伴う不整脈・息切れ・動悸《どうき》・むくみ、手根管症候群による手指のしびれ・痛みなどで、脊柱管狭窄症《きょうさくしょう》や腱《けん》断裂の頻度も高いとされる。

アミロイドーシスは、高齢者に多い。池田院長は「老化に伴って血管、神経、心臓内膜などの組織が傷んできて、異常タンパク質がくっつきやすい場が提供される」と分析している。

「さび」と「焦げ」が影響

タンパク質の変性・劣化は、活性酸素と、タンパク質への糖の結合（糖化）で生じるAGE（最終糖化産物）の影響が大きい。

活性酸素は酸素毒であり、酸化障害による「さび」がタンパク質にダメージを与える。目の水晶体（レンズ）のタンパク質変性で発症する白内障は、紫外線による活性酸素が影響する。肌のしみ・しわなどの老化現象にも活性酸素が関与している。

一方の糖化は「焦げ」と表現される。食品の加熱調理ではタンパク質と糖が結合するとメイラード反応が起きる。ホットケーキの〝こんがりキツネ色〟に象徴される現象だ。私たちも体温によって糖化が生じることから、焦げにたとえられる。糖化反応で最終的に生成されるのがＡＧＥであり、多くの化合物の総称であるためＡＧＥｓとも呼ばれる。

ＡＧＥは、動脈硬化や糖尿病、悪性腫瘍、アルツハイマー病など生活習慣病や加齢に伴うさまざまな疾患を引き起こす慢性炎症の要因として注目されている。

また、皮膚のコラーゲン（タンパク質）が糖化すると、肌の「くすみ」や弾力性（張り）の低下につながる。骨の老化にも関わっていて、谷川整形外科クリニックの谷川浩隆院長は、「骨基質のコラーゲンの中にＡＧＥが増えると、骨の柔軟性が低下してもろくなる」と解説した。

老化で「代謝回転」低下

アミロイドについて、関島良樹・信州大学医学部脳神経内科教授は『信州医学雑誌』第67巻第2号（２０１９年）に、「わかりやすくたとえると、体内に蓄積したタンパク質のゴミのかたまりです。私は生体がタンパク質の品質管理ができなくなった状態がアミロイドーシスであると考えています」と記している。

品質管理は、恒常性の維持だ。不要になったり、傷ついたり、変性したタンパク質をアミノ酸に分解して、タンパク質に再合成する「代謝回転」が担っていて、二つのシステムがある。

分解すべきタンパク質を選別して処理するのが、ユビキチン・プロテアソーム系と呼ばれる仕組みだ。分解すべきタンパク質に、まずユビキチンという小さなタンパク質が結合し、これを標識にプロテアソームという巨大なタンパク質分解酵素複合体が分解する。

アルツハイマー病、パーキンソン病は、ユビキチンを活性化する酵素の遺伝子異常が原因の一つとされる。プロテアソームの活性は老化動物では低下し、タンパク質の代謝回転も遅くなっている。

もう一つのシステムは、オートファジー（自食作用）だ。細胞自らが、細胞内のタンパク質や小器官を分解して栄養として再利用する仕組みで、タンパク質の新陳代謝も担っている。オートファジーは、次に詳しく取り上げたい。

7 代謝と有害物除去を担うオートファジー

オートファジーは、私たちの健康を維持するために、細胞の新陳代謝などを担っているシステムだ。細胞の中身（細胞質）を自ら分解することから自食作用と呼ばれるが、近年、

オートファジーの仕組み

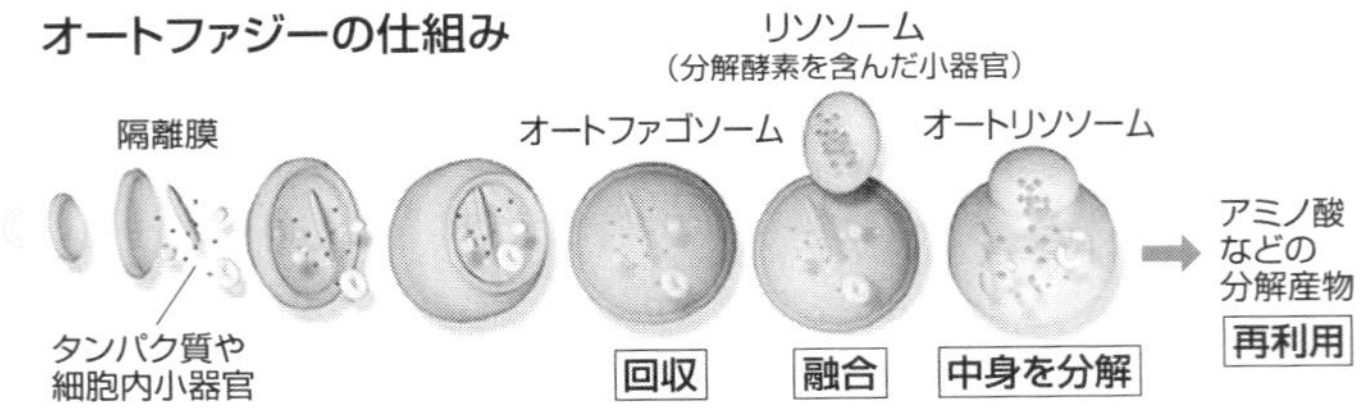

図表2-8

（吉森保・大阪大学特任教授の図を基に作成）

老化をはじめ、多くの加齢関連疾患の予防に関わっていることがわかってきた。

　オートファジーは、その仕組みを解明した大隅良典・東京工業大学栄誉教授が2016年のノーベル生理学・医学賞を受賞したことで、一躍クローズアップされた。大隅栄誉教授の研究は、酵母を対象にしたものだったが、成果を哺乳類に拡大したのは吉森保・大阪大学大学院医学系研究科特任教授（細胞生物学）だ。研究の黎明《れいめい》期から、大隅栄誉教授とともにこの分野を切り開いてきた吉森特任教授を訪ね、オートファジーの存在意義や仕組み、老化との関わりを聞いた。

細胞質の「回収業者」と「分解工場」

　オートファジーは、細胞質の一部が隔離膜で取り囲まれることから始まる（図表2－8、写真2－4）。その結果、タンパク質や細胞内小器官、病原体などが包み込まれた袋状のオートファゴソームが形成される。オートファゴソームは、細胞質の「回収業者」

であり、多種類の分解酵素を含んだ細胞内小器官であるリソソームと融合してオートリソソームになる。オートリソソームは、細胞質の「分解工場」で、タンパク質はアミノ酸に、多糖類は単糖類に分解される。分解産物は、細胞が再利用して新たな物質を合成する。

主な機能は三つ

吉森特任教授によると、オートファジーの主な機能は三つある。

生物学的に最も基本的な役割は、飢餓に耐える栄養源の確保だ。酵母などの単細胞生物は、一つしかない細胞の中に栄養を蓄えておくことは不可能で、栄養の枯渇は死に直結す

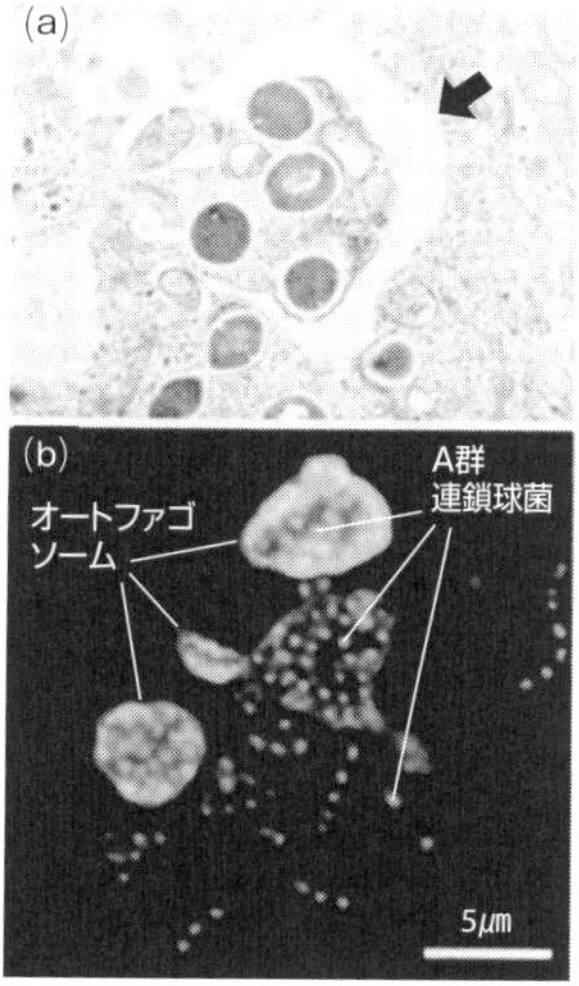

写真2-4
(a)は細胞に侵入したA群連鎖球菌を包み込もうとしている隔離膜(矢印)の電子顕微鏡写真。(b)はA群連鎖球菌(原図はマゼンタ色)を包むオートファゴソーム(原図は緑色)。オートファゴソームのマーカーLC3を用いた蛍光観察による
=いずれも吉森保・大阪大学特任教授提供

る。これに対し、飢餓時に、自らの細胞成分を分解して栄養に充てる「生き残りの仕組み」がオートファジー。生まれたばかりのマウスは、ミルクを飲むまでは飢餓状態に置かれるため、オートファジーが働く。

だが、吉森特任教授は「ヒトなどの多細胞生物は、栄養を蓄えておけるので多少の飢餓は乗り越えられ、オートファジーによる栄養源が必要なケースは少ない」として、二つ目の細胞内の新陳代謝（代謝回転）機能と、三つ目の有害物の隔離除去機能の重要性を強調する。

オートファジーによる新陳代謝は、前述したような仕組みで細胞の中身を少しずつ分解して、リサイクルによって、リニューアルするシステムだ。

皮膚の表皮細胞の寿命はおよそ1ヵ月、赤血球は約4ヵ月であり、働きが低下しても丸ごと入れ替わる。これに対し吉森特任教授は、「生涯ほとんど入れ替わらない脳の神経細胞や心筋細胞などでは、中身の作り替えがきちんと行われることは重要で、オートファジーの役目はより大きい」と指摘した。

有害物の排除をめぐっては、細菌やウイルスなどを隔離除去する機能もあることを、吉森特任教授らが世界に先駆けて発見した。自己の成分以外の侵入異物を分解除去する免疫的な働きがあることを突き止めたのは、画期的なことである。

飢餓状態の栄養源確保や代謝回転でのオートファジーは、バルク（塊・大量）分解と呼ばれるように、細胞の成分をごっそり包み込んで、ランダムに壊している。だが、病原体にとどまらず、アミロイドに象徴される異常タンパク質の塊、傷ついたミトコンドリアやリソソームなどの細胞内小器官の有害物は、狙い撃ちで隔離除去することも明らかになった。

オートファジーについて国立長寿医療研究センター研究所の丸山光生・ジェロサイエンス研究センター長は、「一つ一つの細胞の中で行われていることだが、個体の老化を追究するうえで重要」と強調した。

高齢疾患などを予防

これまでに、老化に伴って異常なタンパク質が蓄積して、アルツハイマー病、パーキンソン病、老人性全身性アミロイドーシスなどの疾患を引き起こすことに触れた。「オートファジーは、これらの疾患の原因とされるアミロイドβ（ベータ）、アミロイド化したα（アルファ）シヌクレインなどの異常タンパク質を選択的に排除することがわかってきた」と吉森特任教授は述べた。

一方、老化に伴い細胞内のエネルギー生産工場であるミトコンドリアに傷がつくと、活性酸素（酸素毒）が漏れて細胞の損傷、老化、がんなどの引き金になる。この損傷ミトコンドリアもオートファジーが除去しており、ミトコンドリアとオートファジーを組み合わせて、「マイトファジー」と呼ばれている。遺伝性のパーキンソン病では、マイトファジーの遺伝子異常が見られる。

このようにオートファジーは、高齢疾患などを防ぐ働きが目につき、がんの抑制も指摘される。だが、がんが発病してしまうと、がん細胞の中で自らの細胞に栄養を与えることになり、浸潤、転移を助けているとされることから複雑である。

8　オートファジーのブレーキ因子「ルビコン」

細胞が自らのタンパク質や小器官を分解してリサイクルするオートファジー（自食作用）は、細胞の新陳代謝や有害物の排除を介して老化や疾患に対抗し、私たちの健康を守っている。

その機能は加齢に伴って低下するが、吉森保・大阪大学大学院医学系研究科特任教授らは、ルビコンというタンパク質がオートファジーの働きにブレーキをかけることを突き止めた。今後、細胞の再活性化によって、加齢関連疾患の予防、健康寿命延伸につながることが期待される。

鍵握る「ルビコン」

ルビコンは、2009年に吉森特任教授らが発見した物質で、オートファジーの働きを弱める因子だ。

その後、吉森特任教授らは、非アルコール性脂肪肝に着目し、マウスの脂肪肝では、ルビコンの量が増えており、オートファジーの機能が低下していることを解明した。そこで、肝臓のルビコンが欠損したマウスを作って高脂肪食を与え続けたが、オートファジーの機能は低下せず、脂肪肝にもならないことを突き止めた。ルビコンの量の増加が、オートファジーの機能低下による脂肪肝の主な原因であることを証明したのだ。

さらに、ヒトの非アルコール性脂肪肝でも、切除した肝臓の分析によってルビコンの増加を報告している。

一方で、オートファジーは細胞の成分を分解してしまうので暴走すれば危険だ。ルビコンには抑制役としての役割があり、単になくせばいいものではないことは押さえておきたい（コラム「単なる『悪玉』ではない」83ページ参照）。

老化の要因の一つ

では、肝臓以外の臓器ではどうなのか。吉森特任教授ら大阪大学、東京都医学総合研究所などのグループは、線虫、ショウジョウバエ、マウスの組織で、ルビコンが加齢に伴って増えることを確認した。ルビコンを抑制するとオートファジーが活性化し、線虫、ショウジョウバエ、マウスで寿命が延長したり、老化現象が改善したりすることも明らかにしている（図表2－9）。

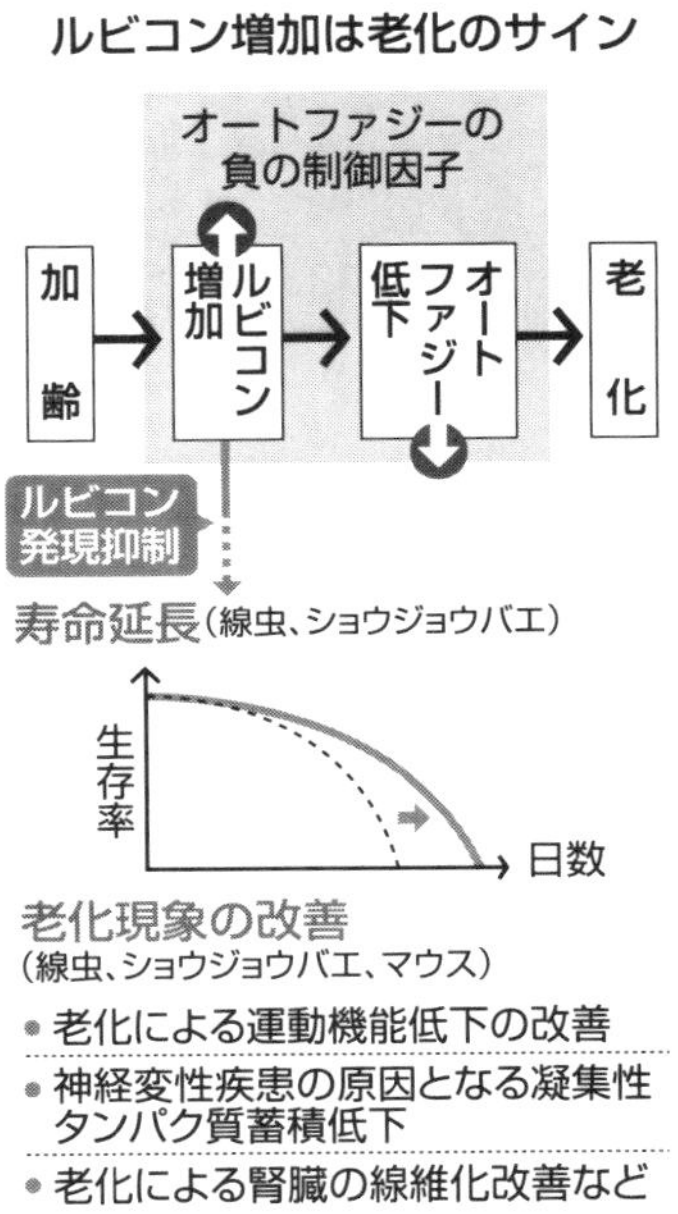

図表2-9 （大阪大学などのプレスリリースを基に作成）

オートファジーの仕組み

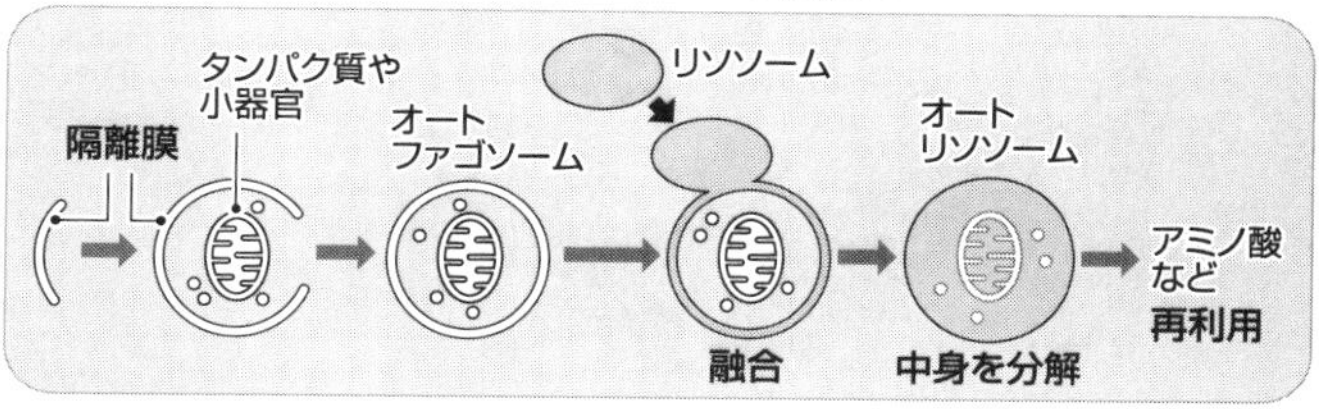

図表2-10

（水島昇・東京大学教授による）

さらにゲノム編集でルビコンの機能を欠損させたマウスでは、加齢に伴って増加する腎臓の線維化が軽減し、パーキンソン病の原因となるα（アルファ）シヌクレインの蓄積が低下することもわかった。

研究グループは、「加齢に伴うルビコンの増加が、オートファジー低下と個体老化の要因の一つになっていることが示唆された」と結論づけている。

これに加え吉森特任教授は、「歳を取るとオートファゴソーム（図表2－10）が形成されにくくなって数が減るうえ、オートリソソームでの分解機能も低下する」と、老化の影響を指摘している。

国立長寿医療研究センター研究所の丸山光生・ジェロサイエンス研究センター長は、「オートファジーは、細胞レベルの根本にあるものだ。一つ一つの細胞を1本の木にたとえると、木の研究の積み重ねによって、森（ヒト全体）が見えてくる。日本人のノーベル賞受賞の多くは、こうした木を追究する中から生まれている」と語った。

活性化のために

オートファジーの機能低下が老化につながるのなら、その活性化は、加齢関連疾患の予防や対処、健康寿命を延ばす一つの道にもつながりそうだ。オートファジー活性化のため、日常生活に取り入れたいことを、吉森特任教授のアドバイスと日本オートファジーコンソーシアムの冊子を基にまとめた。

命の維持に必要なカロリーは取り入れなくてはならないが、「カロリー制限をすると寿命が延びることは、(動物実験によって)広く知られている。オートファジーが関わっていると見られ、オートファジーはカロリー制限で活性化される」(吉森特任教授)ことから、過食は避けるべきだ。高脂肪食は控えて腹八分目を心がけ、間食もセーブをしたい。

適度な運動は、やはりポイントの一つだ。夜にしっかり眠ることも大切で、夕食は早めにして満腹状態での睡眠は避ける。

オートファジーを活性化する食品成分の代表格はスペルミジンだ。聞きなれない物質だが、体内でも作られており、その量は加齢とともに低下する。熟成したチーズ、豆腐、納豆、みそ、シイタケなどに豊富とされる。

ザクロやベリー、クルミなどナッツ類由来のウロリチンも挙げられる。赤ワインやブドウで知られるレスベラトロール（ポリフェノールの一種）、サケ、イクラ、エビなどに含まれるアスタキサンチン、緑茶、抹茶の成分カテキンもオートファジーを活性化させる。

コラム　単なる「悪玉」ではない

吉森特任教授の研究室は、ルビコンが単なる「悪玉」ではないことも突き止めている。脂肪組織でルビコンをなくしたマウスは、痩せ、耐糖能の異常、血中の中性脂肪・コレステロールの増加、脂肪肝などの症状が見られた。ルビコンは、脂肪細胞でオートファジーが過剰に活性化しないようコントロールし、脂肪細胞の機能を正常に保っているのだ。

吉森特任教授によると、精子の形成にもルビコンが必要だ。また、オートファジーは酵母を含むすべての真核生物が持っているが、「ルビコンは酵母には存在せず、進化の過程で出現したもの」と解説している。

9　後天的に変化するエピゲノム

オビエド大学（スペイン）のカルロス・ロペス－オチン教授らは2023年、米科学誌『セル』に「老化の12の特徴」を発表した（45ページの図表2－1参照）。そのうち二つはゲノム（すべての遺伝情報）に関わるものだ。一つは、「ゲノムの不安定化」で、DNAが傷ついて生じることはこれまでに述べた。もう一つは、「エピジェネティクス変化」だが、こちらは聞きなれない言葉である。

「遺伝子の発現」を支配する仕組み

私たちの生命活動の根幹であるタンパク質は、細胞核の中にあるDNAに書き込まれた遺伝情報（A〈アデニン〉、T〈チミン〉、C〈シトシン〉、G〈グアニン〉の四つの塩基の配列）を基に作られる。

だが、DNAによる設計図は分厚い辞書だ。その中でどの遺伝子を使い、どの遺伝子を使わないかといった「遺伝子の発現」を支配している仕組みがエピジェネティクスだ。ゲノムに加えられたエピジェネティックな修飾（機能変化）を、エピゲノムと呼んでいる。

中川崇・富山大学医学部分子医科薬理学講座教授（代謝学）は、「体の一つ一つの細胞は、基本的には同じ遺伝情報を持っている。それが、肝臓、心臓、胃、骨、筋肉など、異なる組織の細胞に分化するのは、エピゲノムなどによって使う遺伝子と使わない遺伝子を選別しているからだ」と説明した。

遺伝情報であるDNAは、先天的に決まっていて一生変わらない。だが、エピゲノムは生活環境、ホルモン、代謝、加齢などの影響で後天的に変化する。DNAがまったく同じ一卵性双生児でも個性が異なるのは、エピゲノムによってDNAという設計図の読み取りが変わるからである。

東京都健康長寿医療センター研究所老化機構研究チームの井上聡研究部長（老年病学・老化学）は、「DNAは塩基の組み合わせによるデジタル的な遺伝情報だ。一方、その発現に関わるエピゲノムは、オン・オフの単純なスイッチではなく、ボリューム調整の要素もありアナログ的」と語った。DNAがコンピューターとすれば、エピゲノムはソフトウェアにたとえられよう。

老化時計の指標に

エピゲノムの情報は、細胞の中でどのような形で存在しているのだろうか。図表2－11を基に説明しよう。

DNAは細くて長いひも状で、二重らせんの構造をしている。2本の糸の間に2つずつペアになった塩基が並んでいて、それが「ヒストン」という糸巻きのようなタンパク質に巻きついている。ヒストン－DNA複合体はヌクレオソームと呼ばれ、折りたたまれて染色体を構成する。

エピジェネティックな修飾は、DNAのメチル化や、ヒストンのメチル化・アセチル化・リン酸化などがある。

DNAメチル化は、図表2－11の「塩基配列」などの白丸のように、塩基配列の主にCとGが並ぶC部位にメチル基が結合することをいう。メチル化されると遺伝子の機能は制御され、その遺伝子からのタンパク合成はなくなる。

DNAのメチル化は、加齢に伴って増える部分と減る部分があるが、全体量として増えてくるとされる。「加齢によって一定の変化を示す部位のエピゲノムの状態をパターン化してエピジェネティック・クロック（老化時計・生物学的時計）の指標とすることが可能」と中川教授は語る。

細胞の中のエピゲノムの情報

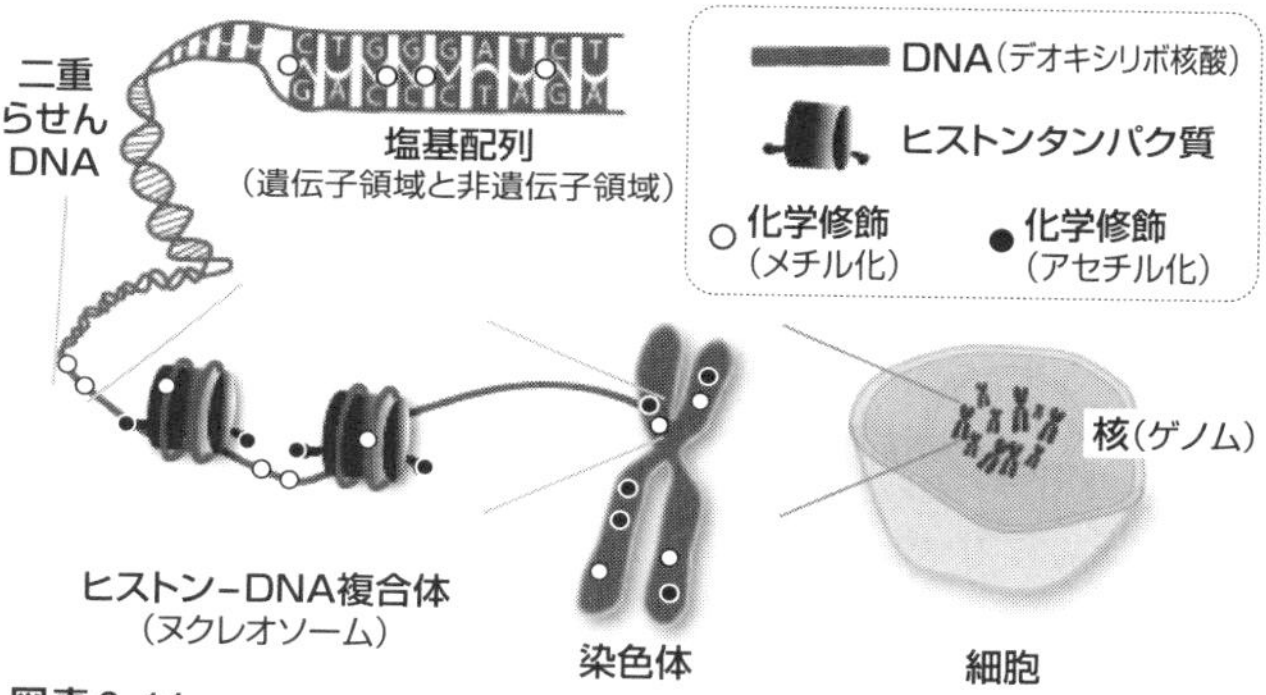

図表2-11

（国際ヒトエピゲノムコンソーシアム〈IHEC〉日本チームによる）

『老化研究をはじめる前に読む本』（高杉征樹著・羊土社）は、「エピジェネティック・クロックが実年齢より進んでいるヒトは実際にさまざまな面で老化が進んでおり、老化度を正確に測る方法として広く用いられつつあります」と記している。

一方のヒストンの修飾は、DNAがヒストンにしっかり巻きつくか否かに影響を与え、遺伝子の発現に変化が起こる。巻きつきが強固ならば、遺伝子活性化は抑制される。

たとえば、図表2－11の黒丸で示したヒストンのアセチル化は、一般に遺伝子の発現を促進するように働く。逆に脱アセチル化は、遺伝子の活性化を制御する。一方、ヒストンでのメチル化の影響は、「どの場所で起きたかによって、遺伝子のオン・オフへの働きが異なってくる」と井上研究部長は話す。

がん発病に影響も

近年、エピゲノムの異常が、がん、精神疾患、アレルギー、代謝疾患、精神疾患、糖尿病など、さまざまな疾患に関わっていることが明らかになっている。

がんは、遺伝子の突然変異とエピゲノムの異常が重なって発病するケースが多いとされる。また、遺伝子の異常がなくても、DNAのメチル化やヒストンの脱アセチル化などの関与も報告されているとのことだ。

こうしたことから、エピゲノムの異常を元に戻す薬剤が、血液のがんで臨床応用されている。

コラム　三毛猫の毛色決定にも関与

2002年2月に英科学誌『ネイチャー』にクローン猫の写真が掲載された。だが、元の猫の模様（毛色）は典型的な三毛だったのに対し、遺伝的に同一であるクローン猫は白地に黒のしま模様だった。三毛猫の模様決定には、エピゲノムが関与していることによる。

三毛猫は基本的に雌（性染色体はXX）であり、雄（XY）は存在しない。まれに生まれる雄の性染色体はＸＸＹ（三倍体）だ。

毛色の白を決める遺伝子は常染色体に乗っているが、黒と茶の遺伝子は性染色体ＸＸにある。だが、その読み取り方によって実際に模様を決めるのは、エピゲノムの働きによるのである。

10 寿命に関わる遺伝子の発見

遺伝子工学の進歩に伴い、寿命を左右する遺伝子の研究は飛躍的に進んでいるが、大きな転換期は「損傷すること」によって寿命が大幅に延びる遺伝子「エイジ１」の発見だ。

１９８８年、米国の研究者によって線虫（メモ参照）で突き止められた。寿命が「一つの遺伝子」に支配されることはない——とされてきたことから衝撃的だった。

＊線虫「シー・エレガンス（C. elegans）」：線形動物門に属する線虫（回虫、ギョウチュウ、ネグサレセンチュウなど）の一種で、体長１ミリほどの小さな土壌動物。体が無色透明のため、生きたまま細胞の中を顕微鏡で観察できる。１９９８年には、多細胞動物で初めて全ゲノム配列が

解読された。遺伝子操作も容易なことから、実験動物モデルとして広く活用されている。老化研究のモデル動物には、線虫のほか、酵母、ショウジョウバエ、マウス・ラット、アカゲザルが挙げられる。

相次ぐ発見

この成果を紹介した文献による平均寿命延伸データは、1・5倍、1・7倍と記述が異なっている。エイジ1の系統による違いと見られ、『寿命遺伝子』（森望著・講談社ブルーバックス）は、「対照群の平均寿命は20日であったのに対し、エイジ1のある系統の平均寿命は35日と、ほぼ70％延びた。また、最長寿命は、対照群で30～32日であったのに対し、58日だった」（一部略）と記している。日本人の平均寿命を80歳とみても、140歳の年齢に当たる。

その後、線虫で「ダフ2」と名づけられた遺伝子の機能を阻害すると、寿命が2倍に延びることも判明した。エイジ1、ダフ2遺伝子損傷による長寿化は、ヒトのインスリンによく似たインスリン様成長因子受容体の機能が損なわれることによるとされる。

さらに、ミトコンドリアでのエネルギー産生に関与する「クロック1」遺伝子が機能しない線虫やマウスの長寿化も明らかになるなど、寿命に関わる遺伝子の発見が相次いだ。

細胞の成長や増殖、代謝に関わるタンパク質、TOR（哺乳類ではmTORと呼ぶ）を作る遺伝子の機能を抑制すると、長寿になることもわかっている。さらに、mTORの働きを抑えるラパマイシンという免疫抑制剤をマウスなどに投与すると、寿命が延びることも突き止められた。

これらの遺伝子を損傷することで生じる寿命延伸には、代謝回転の減少、活性酸素に伴う酸化ストレスの低下などが関わっていると考えられる。だが、機能制御によって寿命が延びるわけで、本来は〝老化遺伝子〟といえるだろう。

長寿遺伝子「サーチュイン」

一方、老化を遅らせて寿命そのものを延ばす働きがあるとされる長寿遺伝子「サーチュイン」の一群「サー」は、1999年にマサチューセッツ工科大（米国）のグループが酵母で見つけた。

中川崇・富山大学医学部分子医科薬理学講座教授は、「一群の遺伝子は、酵母からヒトまで広範に存在し、哺乳類では7種類ある」と語る。7種類それぞれに多様な働きがあり、代謝制御、寿命延長、老化やがんの抑制、DNA修復、活性酸素発生抑制などに関わっている。

サーチュイン遺伝子によって作られるサーチュインは、脱アセチル化酵素だ。脱アセチル化とは、DNAが乗っているひも状の二重らせんが巻きついているヒストンなどのタンパク質から、アセチル基を外すことをいう。ヒストンの脱アセチル化は、遺伝情報の読み取りを阻害し、タンパク質合成にブレーキをかける。このため細胞の立ち振る舞いは制御され、「現状維持」シフトとなる。

中川教授は、「じっとしていなさい——という反応」と解説する。くりかえしになるが、細胞活動も代謝も「ゆっくり」が長寿につながるのだ。

カギを握る「NAD」

サーチュイン遺伝子の活性化に欠かせないのは、NADと呼ばれる物質だ。細胞内のミトコンドリアでのエネルギー産生に必要な補酵素だが、加齢に伴い大幅に低下する。中川教授は、「サーチュインには、DNAの傷を修復する働きがある。だが、加齢とともに傷が増えるためNADの消費量も増加し、ダブルパンチになる」と指摘した。

NADは、老化制御や長寿に直接関わる遺伝子活性化のカギを握っていることから、体内のNADを増加させる研究や取り組みが行われている。

まず挙げられるのは、カロリー制限だ。カロリーを抑えると、寿命が延びる・老化が制

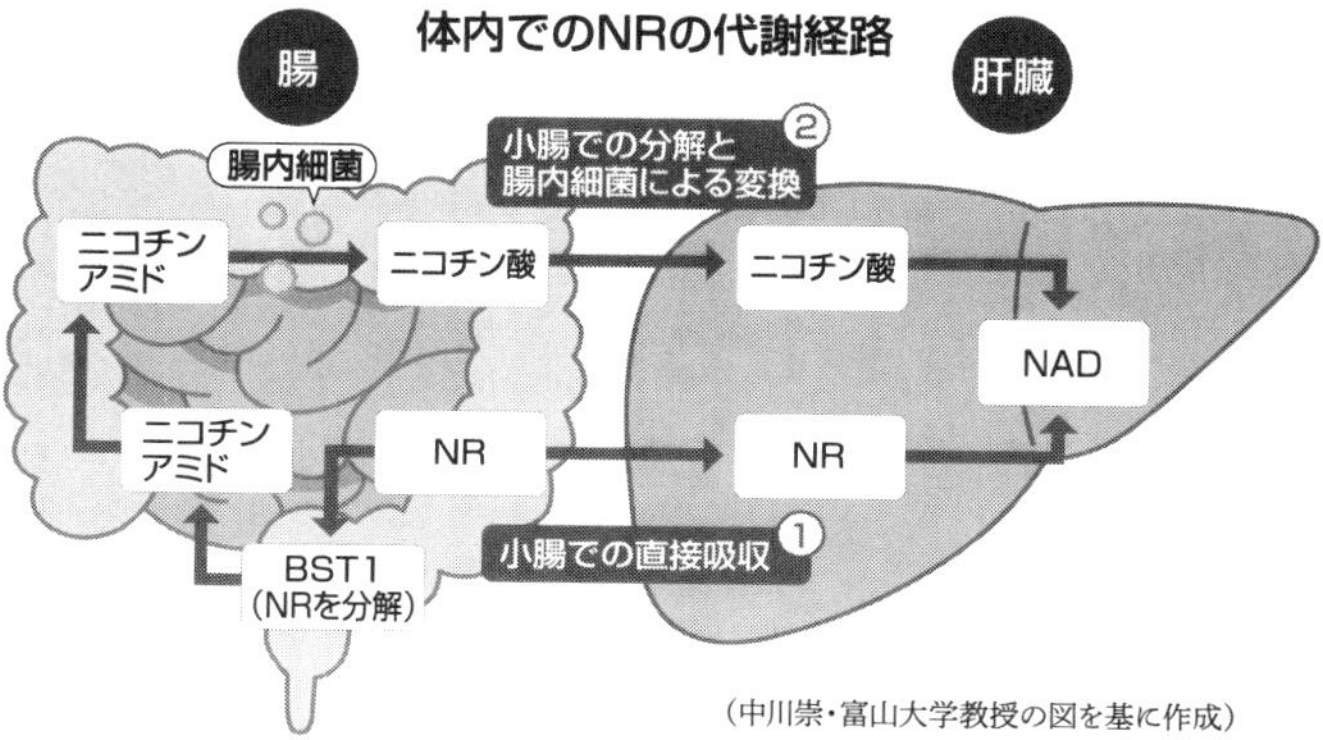

(中川崇・富山大学教授の図を基に作成)

図表2-12　中川崇教授のグループは、NADの前駆体であるNRの代謝経路の全体像をマウスで解明し、2021年11月に英科学誌『ネイチャーコミュニケーションズ』に発表した＝図参照
①小腸でNRを直接吸収してNAD合成を行う経路に加えて、②腸管内でBST1という酵素によって、いったん分解。さらに腸内細菌の助けを借りてニコチン酸に変換し、大腸から吸収してNADに合成する回路の存在を突き止めている

御されることは、1935年のラットでの報告以来、多くのモデル動物で確認されている。主にサーチュイン遺伝子が関わっているとされ、カロリー制限でNADも増加する。

健康増進に運動は欠かせないが、運動によってNADが増えることも突き止められている。

一方NADは、経口摂取では直接吸収されないため、前駆体（NAD生成の前段階の物質）NMNやNRから摂り入れるのが現実的だ（図表2−12）。NMNはアボカド、ブロッコリー、キャベツなど、NRは牛乳・乳製品に含まれているが、いずれもごく微量だ。

ＮＡＤの補充は、抗老化、加齢関連疾患の制御手段として関心が高く、前駆体のサプリメントも開発されているが、「品質にばらつきがある」との指摘もある。

第３章

健康長寿への道
――加齢関連疾患とつきあう

1　心身が衰えるフレイルとは

「足腰が弱っちゃってね」「物忘れが気になるんだ」「耳が遠くなって会話に苦労しているよ」――。団塊の世代である筆者の周囲で、こんな話題が交わされるようになって久しい。歳を重ねれば心身に具合が悪い部分が生じるのは、自然界の生きものとして当然のことではある。だが、自らの知恵で長寿を獲得したヒトにとって今、充実した長い老いを過ごすうえで必要な「健康の継続」が課題になっている。第3章では、「加齢関連疾患とその周辺」を追い、健康長寿への道を模索したい。

健康と要介護の中間

医療・保健・介護の現場で、フレイルという言葉が浸透しつつある。２０２０年春からは、75歳以上の後期高齢者を対象にした「フレイル健診」もスタートした。フレイルの定義や捉え方、評価方法などには論議があるものの、老化の指標の一つと考えられている。

フレイルとは、歳を重ねることによって身体機能や認知・精神機能などが低下する現象で、２０１４年に日本老年医学会が提唱した概念だ。健康と要介護の中間レベルとされ、英語のＦｒａｉｌｔｙ（虚弱）に由来する。

心身に負荷（ストレス）がかかった時に、回復に求められる予備能（負荷がかかった時の対応力）の落ち込みと捉えてもいいだろう。

一つの症状ではなく、加齢とともに現れる衰え全般であり、大きく、身体的側面（運動機能・臓器機能の低下）、精神・心理的側面（軽度認知障害、抑うつなど）、社会的側面（周囲とのネットワークの欠如、孤立）に分けられる。さらに近年、オーラルフレイル（咀嚼《そしゃく》や舌や口の衰え）も重視されている。

東京都健康長寿医療センター研究所の藤原佳典副所長（公衆衛生学・老年医学）は、「それぞれの側面が連鎖して、自立度の低下が進む」と悪循環を指摘する。

「フレイルはイメージとしては理解可能だが、（予備能は検査数値などとして）測定できるものではない」と藤原副所長。それゆえ、フレイルには糖尿病や肥満、高血圧のような統一された診断基準はない。だが、いくつかの評価基準があるので、日本版ＣＨＳ基準（図表３－１）、簡易フレイルインデックス（図表３－２）を紹介しよう。

一方、「可逆性」があるのもフレイルの大きな特徴で、藤原副所長は「適切な対応、支

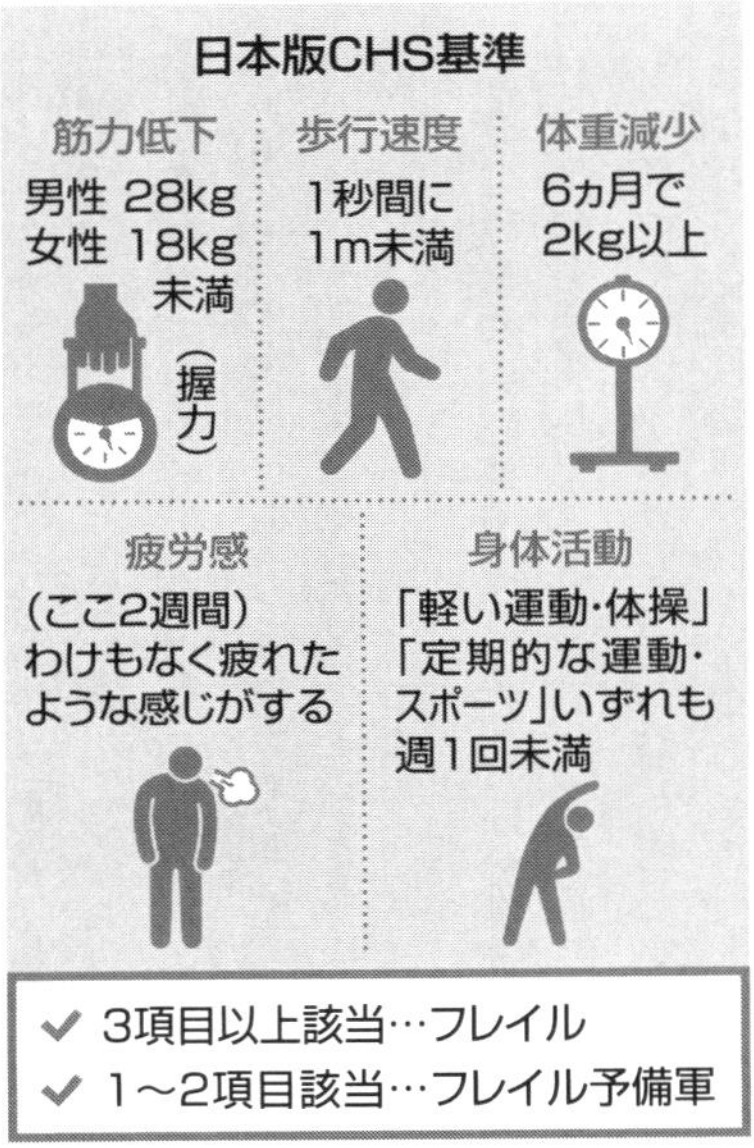

図表3-1 (国立長寿医療研究センター・2020年改定を改変)

簡易フレイルインデックス

6ヵ月間で2〜3kgの体重減少があったか	はい 1点	いいえ 0点
以前に比べて歩く速度が遅くなったか	はい 1点	いいえ 0点
ウォーキング等の運動を週1回以上しているか	はい 0点	いいえ 1点
5分前のことが思い出せるか	はい 0点	いいえ 1点
(ここ2週間)わけもなく疲れたような感じがする	はい 1点	いいえ 0点

✓ 3点以上…フレイル
✓ 1〜2点…フレイル予備軍

計　　点

図表3-2 (山田実、荒井秀典氏らによる・改変)

援によって、再び健康な状態に戻ることは可能」と語る。要介護に陥るか、介護を回避できるかの分岐点で、介護予防の観点から、きわめて重要な位置づけになる。

65歳以上の8・7%

日本の高齢者（65歳以上）全体のフレイルの割合は8・7%――。2020年9月、東京都健康長寿医療センター研究所は、2206人の高齢者の解析から、このような報告をしている。

年齢が高くなるほど割合も増え、65～69歳は2・3%、70～74歳で4・2%、75～79歳で7・1%。80～84歳では15・4%に上昇し、85歳以上では30・3%と3人に1人に近い。「8・7%という数字は諸外国に比べて低い」とのことで、地域ブロック別では、西日本で高く東日本で低い傾向が見られたとしている。

栄養、運動、社会参加が三つの柱

では、フレイル予防のポイントは何か。藤原副所長は、「栄養、運動、社会参加が三つの柱」と話し、「健康づくりの重点は、中年期と高齢期では異なる」と強調した。中年期は生活習慣病の予防が目標だが、高齢期は心身機能の維持が重要になる。メタボ対策からフレイル対策へのシフトが求められるのだ。

まずは、栄養不足への配慮だ。筋肉低下を防ぐため、タンパク質はしっかり摂りたい。骨の健康のため、ビタミンDの摂取も欠かせない。「肉、魚介類、卵、大豆・大豆製品、牛乳・乳製品、緑黄色野菜、海藻類、芋、果物、油の10種類を使った料理を毎日食べることが理想だが、7種類は食べてほしい」と藤原副所長は話す。

運動は、有酸素運動に加えて筋力をアップさせる筋トレの導入が必要になる。

藤原副所長は、「日常生活の中で三つの柱のうち不足する要素を〝ちょい足し〟すれば効果的」とアドバイスした。料理教室や茶話会の合間にストレッチや筋肉運動を行う、朝のラジオ体操の後で参加者同士でおしゃべりをする、犬の散歩をしながら社会交流をするなど、いろいろな工夫が考えられそうである。

コラム　生活機能の加齢変化、四つの類型

東京都健康長寿医療センター研究所のグループは2019年、フレイルの評価となる「老研式活動能力指標」に基づいた2675人のデータを分析した。「高齢期の生活機能の加齢変化パターンは、四つに類型化される」と報告している。

Aは、高齢期を通して生活機能が保たれ、90歳になってもフレイルにならないサクセスフル・エイジング（幸福な老い）の一群である。

Bは、80歳を過ぎて徐々に生活機能が低下し始め、85歳以降でフレイルに入るタイプだ。

Cは65歳時点では生活機能は高いが、以後急速に低下して75歳頃にフレイルになるパターン。

Dは、65歳ですでにフレイルになっているグループ。糖尿病、COPD（慢性閉塞《へいそく》性肺疾患）、心疾患、腎臓病、整形外科疾患などの基礎疾患を抱えていて、70代後半から要介護レベルになるパターンである。

2　筋肉が衰えるサルコペニア

フレイル（加齢に伴う心身の衰え）の身体的側面の一つにサルコペニアがある。ギリシャ語で筋肉を意味するサルコと、喪失を表すペニアを組み合わせた造語で、１９８９年に米国の栄養学者・ローゼンバーグ博士が提唱した。当初は、加齢による骨格筋量の減少だったが、現在は量的減少に加え、筋力や身体機能の低下を含む概念になっている。２０１６年には国際疾病分類に登録され、疾病として位置づけられた。

下肢の筋肉量は大きく減少

長野県東御《とうみ》市にある公益財団法人・身体教育医学研究所の岡田真平所長（身体教育学）は、「筋肉合成に男性ホルモンが関わっていることから、筋肉量は女性に比べて男性のほうが多い。だが、加齢に沿ってホルモン量が低下するため、減少は男性で大幅だ」と解説した。さらに、「男女ともに、ふくらはぎ、太もも、尻や腰など下肢の筋肉量の低下が目につく」と指摘し、大阪医科大学衛生学・公衆衛生学教室の論文を示した。

同論文によると、80歳時の全身の推定筋肉量は20歳時に比べ男性で16・8％、女性で11・0％減っている。だが、下肢の筋肉量は男女とも20歳代頃から加齢に伴って明白に減少。80歳男性で同30・9％、女性で28・5％も少なくなっている。一方、上肢の筋肉量減少は男性16・4％、女性3・0％と小幅だ。さらに体幹部の減少率は男性で5・7％、女性ではマイナス1・0％となっている。

また、「歳を重ねると脂肪細胞が筋肉に入り込んでくるため、筋肉の質も低下する」と

「指輪っかテスト」
ふくらはぎの一番太い部分を「指輪っか」で囲む

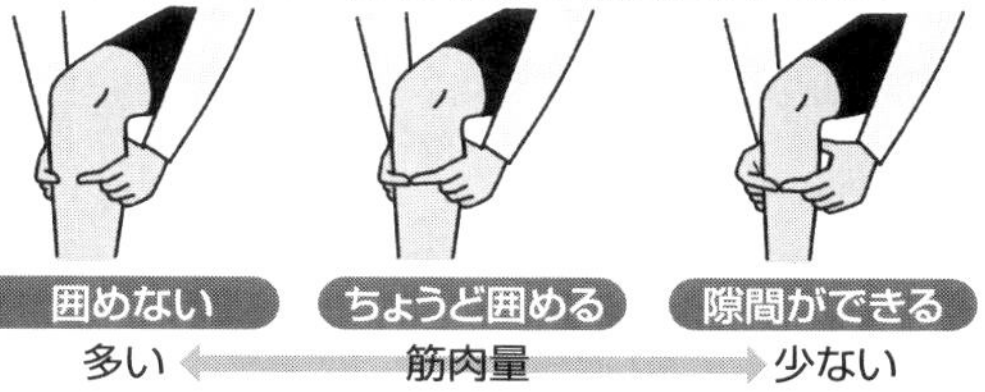

東京大学高齢社会総合研究機構の資料を引用
（身体教育医学研究所のパンフを改変）

図表3-3

岡田所長は話す。

サルコペニアによって、立ち上がりにくくなる、つまずいて転倒・骨折の危険が生じる、入浴や着衣に難渋するなど、生活動作や歩行に支障が出てくる。認知機能の低下にもつながり、生活習慣病などとの関わりや生命予後への影響も指摘されている。

「指輪っかテスト」で

サルコペニアの診断基準作りは、欧米を中心に進められたが、体格や生活様式が異なるアジア人向けの診断基準も作成されている。筋力（握力）、身体機能（歩行速度、椅子立ち上がりなどから選択）、筋量の計測から判断するため手間がかかる。これに対して、自宅でも簡単にできる「指輪っかテスト」がある（図表3－3）。

両手の人さし指の先をくっつけ、さらに両手の親指の先をくっつけると「指の輪」ができる。ふくらはぎの最も太い部分を、この指の輪で囲んで、ふくらはぎと指の輪との間に隙間ができると、筋量が低下していてサルコペニアの可能性がある。

低負荷・高反復の筋トレ、水中運動……

サルコペニアの予防と治療の柱は、運動と栄養である。

岡田所長は、「筋量に比べて、筋力のほうが回復しやすい」と話し、まず筋トレを挙げた。ことに、太腿《ふともも》（大腿四頭筋《だいたいしとうきん》）は下肢を支配するような大きな筋肉群で、しゃがむ・立ち上がる・体を支える・歩くなどの動作に深く関与している。身体教育医学研究所による「手軽にできる筋トレ（ちょいトレ）」をイラスト化した（図表3－4）。

高齢者は、運動負荷に伴う筋肉損傷のリスクに注意が必要だ。運動刺激は「負荷の大きさ×回数」によることから、岡田所長は、小さい負荷で回数を増やす「低負荷・高反復」による筋トレを推奨する。

早歩きとゆっくり歩きを交互に数分間ずつ行うインターバル歩行も、筋トレ効果が期待できる。手軽なウォーキングでも、体力・体調に合わせて速度を加減する、コースへ坂道を導入するなどの工夫がほしい。

水中運動の活用もお勧めだ。浮力によって下肢の関節への負荷が軽減される一方、水に

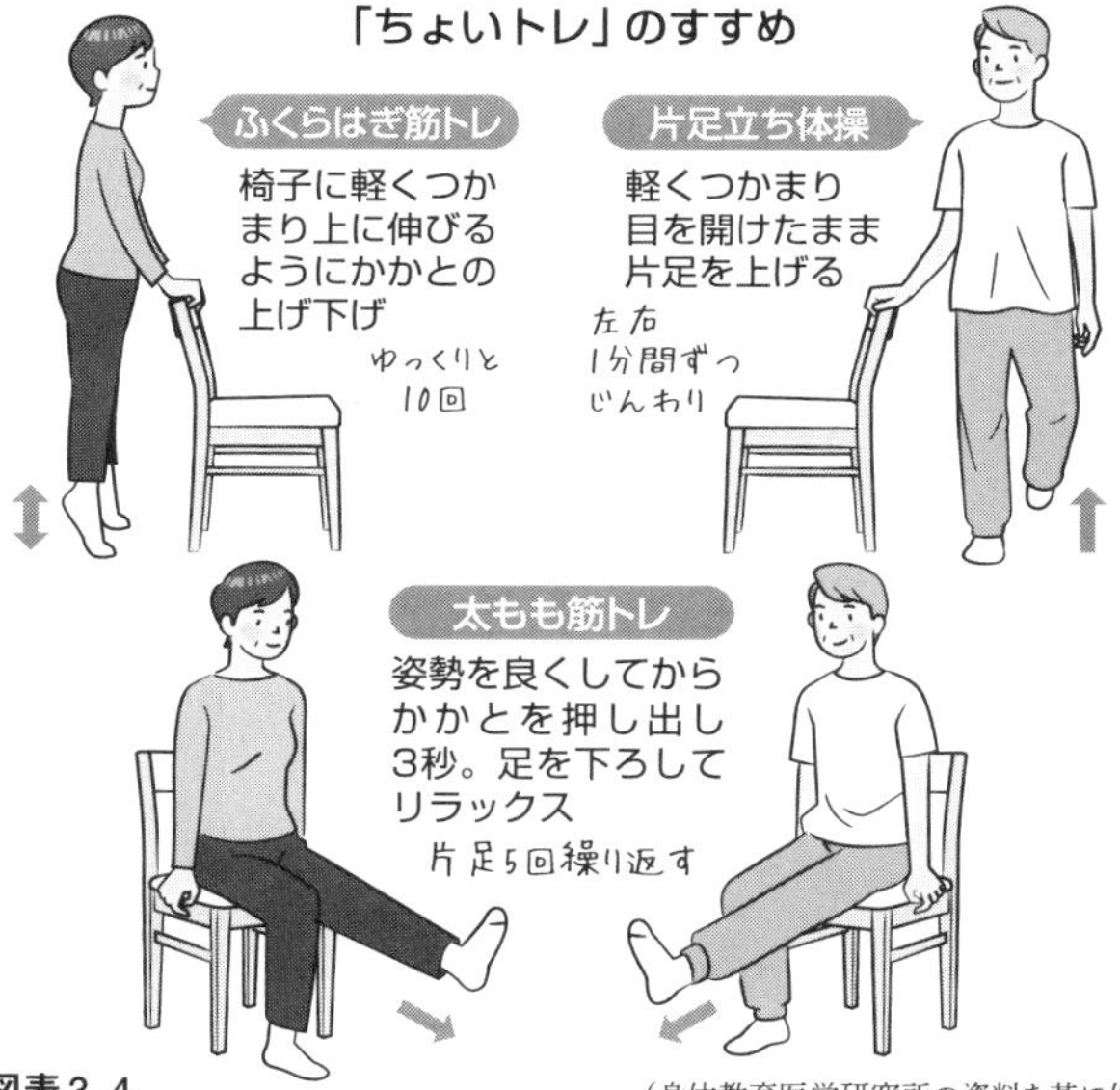
「ちょいトレ」のすすめ
ふくらはぎ筋トレ
椅子に軽くつかまり上に伸びるようにかかとの上げ下げ
ゆっくりと10回
片足立ち体操
軽くつかまり目を開けたまま片足を上げる
左右1分間ずつじんわり
太もも筋トレ
姿勢を良くしてからかかとを押し出し3秒。足を下ろしてリラックス
片足5回繰り返す

図表3-4　（身体教育医学研究所の資料を基に作成）

は粘り気があるため空気に比べて摩擦抵抗が大きく、プールの中を歩くだけでも筋トレにつながる。

「その人の体力に応じた負荷を考え、取り組み方をアドバイスしてもらえる理学療法士、健康運動指導士が関わることが望ましい」。さらに、「生活の中で、いつ・どこで・何をやるかを一緒に考えてもらい、自己選択するといい。継続（習慣化）もポイント」と岡田所長は助言した。

高齢者の栄養については、「フレイル」の項ですでに述べたが、低栄養にならないよう配慮が求められる。

3　立つ、歩く機能が低下するロコモ

ロコモティブシンドローム（ロコモ）は、サルコペニア（筋肉量減少と筋力低下）とともに、フレイル（加齢に伴う心身の衰え）の身体的側面を構成している。運動器の障害によって、立つ、歩く、物事を行うといった機能が低下した状態を指し、日本整形外科学会が2007年に提唱した概念である。

これまでに取り上げたフレイルの一側面にロコモがあり、ロコモの中にサルコペニアが含まれると解釈するとわかりやすいだろう。

ロコモティブとは聞きなれない言葉だが、英語で「移動する能力を持つ」を意味する。信州大学バイオメディカル研究所の齋藤直人所長（整形外科）によると、運動器とは「身体活動を担う筋肉、骨、関節、靱帯《じんたい》、腱《けん》、神経など」の総称で、体の移動に大きく関わっている。

運動器疾患の影響が目立つ

齋藤所長は「歩行障害、要介護や寝たきりを防ぐために、早い段階でロコモを見つけ、リハビリや治療につなげることが健康寿命の延伸につながる」と訴える。

現に、介護が必要になった原因を厚生労働省の国民生活基礎調査（2022年）で見ると、要支援者の割合は1位関節疾患、2位高齢による衰弱、3位骨折・転倒だ。要介護者も、認知症、脳血管疾患（脳卒中）、骨折・転倒の順で、運動器に関わる疾患の影響が目につく。

早期発見のための「ロコチェック」を紹介しよう（図表3－5）。

ロコチェック

1. 片脚立ちで靴下がはけない
2. 家の中でつまずいたりすべったりする
3. 階段を上がるのに手すりが必要である
4. 家のやや重い仕事が困難である（掃除機の使用、布団の上げ下ろしなど）
5. 2kg程度の買い物をして持ち帰るのが困難である（1リットルの牛乳パック2個程度）
6. 15分くらい続けて歩くことができない
7. 横断歩道を青信号で渡りきれない

1つでも当てはまればロコモの心配がある

（日本整形外科学会：ロコモティブシンドローム予防啓発公式サイトロコモオンラインによる）

図表3-5

これら7項目は、運動器の衰えに関するもので一つでも当てはまればロコモの心配があるとされる。

ロコモには、老化や運動不足などによる運動器の衰えが関わっているが、以下に述べるように、変形性膝関節症、骨粗しょう症、肩こり、腰椎症など運動器疾患によるケースが多い。

右膝のしくみ

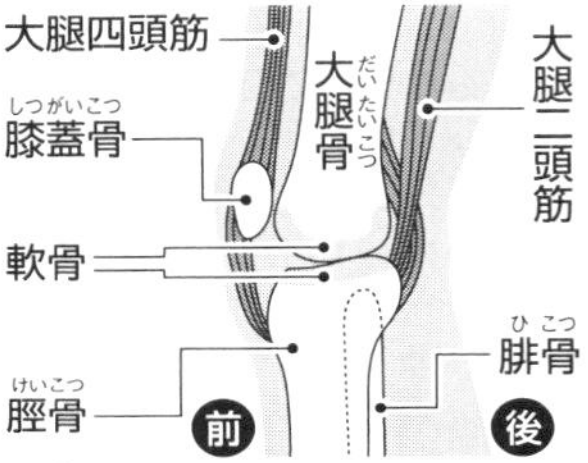

図表3-6

膝の軟骨がすり減り、関節症に

高齢者に多い変形性膝関節症は、関節（骨と骨との接合部）の動きをスムーズにしている厚さ3～4ミリの軟骨がすり減って起きる疾患だ（図表3－6）。

軟骨は弾力性があり、摩擦係数もきわめて小さい。さらに、関節液も潤滑油の働きをしている。関節がスムーズに動く秘密である。

齋藤所長によると、軟骨には神経がないことから、気がつかないうちに徐々に症状が進む。血管も存在せず、栄養補給は関節液に頼っているため修復も厄介で、加齢の影響を受けやすい。

軟骨がすり減るため関節の隙間は狭くなり、症状が進行すると関節上下の骨がくっついてしまう（写真3－1）。

変形性膝関節症で痛みを訴える人は多いが、その原因は「関節を袋状に覆っている滑膜の炎症」（齋藤所長）だ。過剰な負荷や加齢による軟骨のすり減り、骨の変形によってできるトゲ状の骨棘《こつきょく》などが滑膜の炎症を引き起こす。また、膝関節の安定保持・クッション材としての半月板や、靭帯《じんたい》の変性も滑膜の炎症に絡んでいるとのことだ。

変形性膝関節症にとって加齢は大きな危険因子だが、膝を支えるうえで大腿四頭筋の筋力低下もマイナス要因となる。運動不足に気をつけ、膝に負担を掛ける肥満は解消したい。

日本人に多いO脚もリスクファクター（危険因子）だ。変形性膝関節症は女性に顕著な疾患だが、男性に比べてO脚が多いことも一因とされる。膝を支える筋肉も男性に比べて弱いこと、中高年の女性は太りやすいことも、有病率の性差の背景に挙げられる。

過剰な関節液は抜く

急性期は冷やして炎症を取ることが原則だが、慢性期は冷やすか温めるかはケース・バイ・ケースだ。温めることによる血流の増加も治療につながるためである。

まずは非ステロイド系の消炎鎮痛薬の投与で、飲み薬、貼り薬、塗り薬、座薬がある。

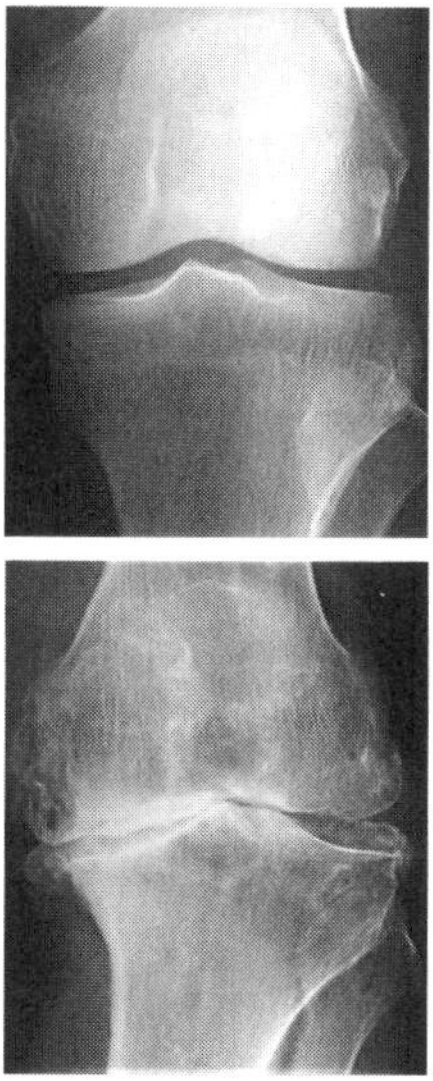

写真3-1　正常な膝関節（上）と変形性膝関節症のエックス線写真

軟骨は、正常な膝では上下の骨の隙間として見えるが、症状が進むと骨同士がくっついてしまう（下）

＝谷川浩隆・谷川整形外科クリニック院長提供

谷川整形外科クリニック（長野県松本市）の谷川浩隆院長は、「（運動器疾患全般にいえることだが）副作用が怖い、体に毒だから……といった先入観から、痛み止めを内服しない患者さんがおられるが、決めつけはよくない。鎮痛に加え消炎作用が重要で、きちんと使うべきだ」と指摘した。

滑膜の炎症による過剰な関節液の分泌で「水がたまる」といわれる現象が起き、膝の腫れが生じるのもこの病気の特徴だ。齋藤所長、谷川院長ともに、関節液に含まれる炎症性サイトカインを取り除いて軟骨破壊を抑えることに加え、過剰な関節液の圧迫による痛みを軽減し、関節の可動域を広げるうえからも「量が多ければ抜くべき」と訴える。両氏は、「抜くと癖になり、またたまる」「抜くと軟骨を傷める」は俗説で、医学的根拠はないとしている。

さらに、肥満の解消、運動療法もポイントだ。杖《つえ》、手押し車、足底板などの装具・補助具の活用も、症状軽減・改善につながる。

これらの処置で改善が見られない場合は、手術の選択が視野に入る。O脚に対応する手術もあるが、齋藤所長は「高齢者に対しては、人工関節置換術を行う」と話す。痛みの緩和が大きな目的で、歩行能力の改善も期待できる。高齢者にとって、生活の質（QOL）の確保はきわめて重要だ。症状をにらみながら選択を検討したい。

4　骨粗しょう症と肩こり

骨粗しょう症は、骨がもろくなって骨折しやすくなる疾患だ。

高齢者や閉経後の女性に多く、転倒や圧迫などの軽い負荷によって起こる骨折が目につく。

折れやすい部位は、背骨、大腿骨、肩や手首の骨で、大腿骨骨折は要介護・寝たきりに陥る危険性があり、近年はロコモティブシンドローム（運動器の機能低下）につながりかねない骨折リスクの側面が大きくクローズアップされている。

骨の強度は骨密度が主で、骨質を加えた二つの要因で成り立っている。骨密度はカルシウム、リンなどのミネラル成分、骨質は骨密度を支える構造で、タンパク質からなるコラーゲンが中心だ。骨を鉄筋コンクリートビルにたとえると、骨密度はコンクリート、骨質は鉄筋に当たる。

骨吸収に骨形成が追いつかなくなる

硬い骨も、皮膚などと同様に代謝回転（増改築）をくりかえしている。古くなった骨を破壊する細胞が破骨細胞、新しい骨を作り出すのが骨芽細胞（造骨細胞）だ。このの代謝のバランスが崩れて骨吸収に骨形成が追いつかなくなって生じるのが骨粗しょう症である。

信州大学バイオメディカル研究所の齋藤直人所長は、「骨粗しょう症そのものには自覚症状がなく、気づかないうちに進行する。脊椎がつぶれる圧迫骨折を招き、背丈が縮んだり、背中や腰が曲がったりする原因になる。慢性的な腰痛にもつながる」と語る。

骨粗しょう症の危険因子は、加齢、ことに閉経による女性ホルモンの減少が大きい。このほか、喫煙、過度な飲酒やダイエット、酸化ストレス、運動（骨への重力負荷）不足に加え、糖尿病、ＣＯＰＤ（慢性閉塞《へいそく》性肺疾患）、関節リウマチなどの疾患、ステロイド薬の影響などが挙げられる。遺伝的背景も指摘されている。

骨粗しょう症のリスクが高い人は、骨密度検査による骨の健康状態把握が求められる。

齋藤所長は、「女性では、若いうちからカルシウムの摂取などに気配りして、骨の量そのものを増やしておきたい」とアドバイスした。

治療は、多くの疾患同様に、運動、栄養、薬剤がポイントだ。

パソコンやスマホが影響するストレートネック

肩こりは、厚生労働省の国民生活基礎調査（2022年）で、男女ともに自覚症状のある人の割合（有訴者率）の2位を占めている。谷川整形外科クリニックの谷川浩隆院長によると、肩こりに特徴的な症状は、うなじから肩、肩甲骨の内側にかけての筋肉のこわばり、張り、だるさ、痛みである。

大きな病気が潜んでいない「いわゆる肩こり」は加齢に加え、頭や肩・腕を固定して前かがみの姿勢で行うパソコンやスマホなどの操作、机に向かっての読書、根を詰めた農作業などの影響が大きい。

重い頭を支えている首、肩、背中の筋力低下も、肩こりの原因で、老化や運動不足の影響が指摘されている。きゃしゃな体形とされる「なで肩」や首の細い人のリスクも高い。

谷川院長は、「加齢に伴う変形性頸椎《けいつい》症や猫背の人に見られるストレートネックも、肩こり、頭痛、背中の痛みなどの原因になる」と話す。

頸骨は、前方に弓のようなカーブを描くが、ストレートネックはこのような「しなり」がなく、まっすぐに前のめりに傾いている（写真3－2）。近年は、ストレートネックの人のほうが明らかに多いとのことで、パソコンやスマホ操作など「姿勢の悪さ」が影響していると考えられる。

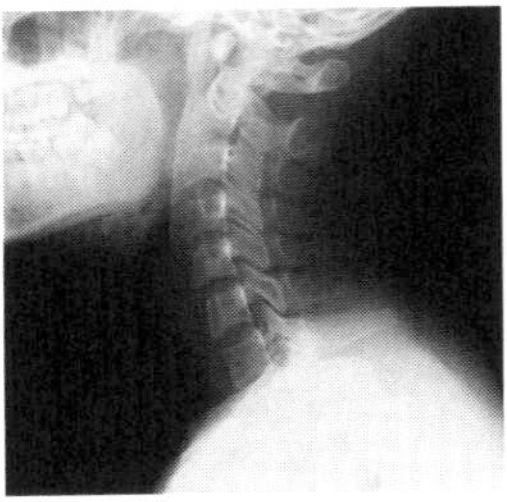
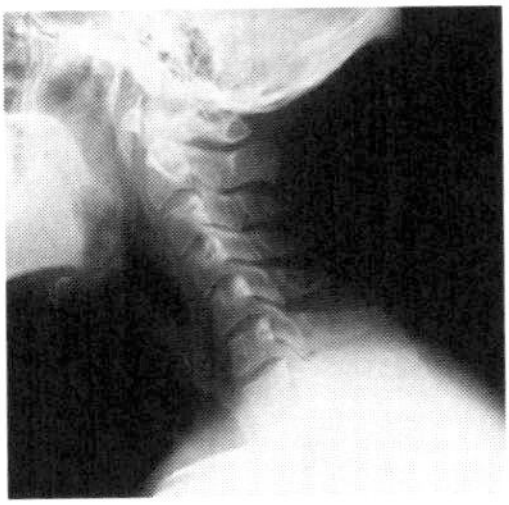
写真3-2　正常な脛骨（上）とストレートネック（下）
＝谷川浩隆・谷川整形外科クリニック院長提供

一方、精神的なストレスに満ちた疲労社会が、肩こりの増加に関わっているとされる。ストレスがかかると、交感神経が刺激されて筋肉が収縮する。硬くなったり血流障害が生じたりして肩こりを引き起こすのだ。

確かに、「肩を落とす」「肩に力が入る」「肩をいからせる」「肩肘を張る」など、肩には心の動きに関わる言葉が多い。

こう見ると、肩こりは現代社会を映す鏡ともいえそうだ。

運動によって改善

肩こりの予防・改善には、正しい姿勢を心がけることがポイントだ。パソコンやスマホの操作では、前かがみの姿勢を長時間取り続けないよう、意識的に注意する必要がある。机や椅子の高さにも気配りを。

筋肉をほぐす、血液循環を促進させる、筋力を高めるための体操も取り入れたい。ストレートネックに対して谷川院長は、「運動によって改善するので、『治らない』と決めつけたり、焦ったり、諦めたりすることはない」と語る。背筋を伸ばしながら肩をリラックスさせて、ゆっくりした呼吸をくりかえす姿勢を日に何回か取れば、矯正効果があるとのことだ。

日常生活の中で、両肩をバランスよく使うことも大切だ。荷物は左右に分けて持つ、片手の場合は持ち替える。ショルダーバッグも、左右の肩に交互にかけるようにしたい。冷えもリスクファクター（危険因子）だ。夏は、冷房の風に直接当たらないよう上着を羽織るなどの工夫がほしい。

一方、肩こりを引き起こす病気には、変形性頸椎症のほか、頸椎椎間板ヘルニア、頸椎後縦靱帯骨化症《こうじゅうじんたい》、頸椎ねんざ、胸郭出口症候群、頸肩腕症候群《けいけんわん》などがある。

なお、五十肩、腱板断裂《けんばん》などは肩の関節に関する疾患だ。

5　生活の質を左右する腰痛

「全診療科で受診者が最も多いのは、腰椎《ようつい》に関する疾患ではないか……と聞いたことがある」。信州大学松本キャンパスにあるバイオメディカル研究所の齋藤直人所長はこう語った。齋藤所長の話を裏づけるように、自覚症状がある人の割合（有訴者率）のトップは男女ともに腰痛だ（「国民生活基礎調査」２０２２年）。

命に関わる腰痛はまれだが、ロコモティブシンドローム（運動器の機能低下）につながるだけに、高齢者の生活の質を確保するうえで侮れない。

腰椎（図表３－７）には、加齢に伴う変化が見られる。椎間板の変性や椎骨の変形によって痛みなどが生じる疾患を「変形性腰椎症」と呼んでいる。

診断名にいろいろ

変形性腰椎症とはファジーな病名だが、それそも腰痛は病名（変形性腰椎症、腰部脊柱管狭窄症《きょうさくしょう》、椎間板ヘルニア、腰椎分離症・滑り症）、症状名（座骨神経痛、腰痛症）、俗称（ぎっくり腰、寝腰）が入り乱れている。医師が病気の主な原因をどう解釈するかによって、診断名が異なるケースも多いとされ、患者にとって複雑でわかりにくい。

背骨をスムーズに動かしたり、衝撃を緩和したりする働きをしているのが椎間板だ（図表3－7）。

腰椎の仕組み

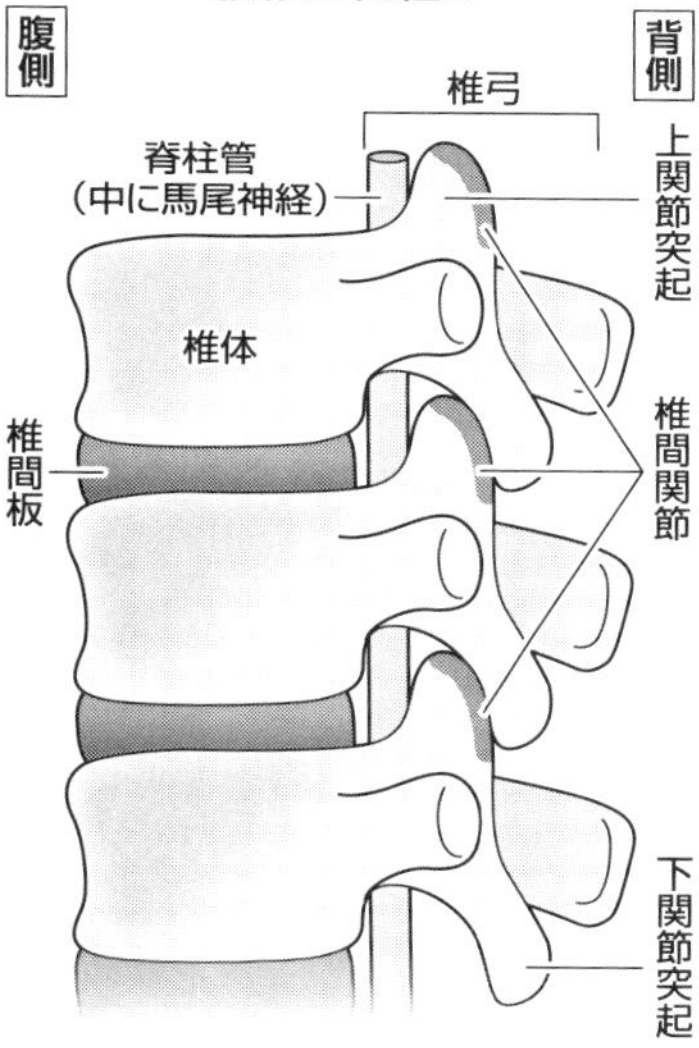

図表3-7

加齢などで椎間板の弾力性が落ちて変性すると、腰椎は不安定化。これを支えるために靭帯《じんたい》が厚くなり脊柱管を圧迫して生じるのが「腰部脊柱管狭窄症」である。椎骨の変質や変形、椎間関節（関節突起がかみ合う部位）の変形なども発病に関与するため、高齢者に多い。

変形性腰椎症と腰部脊柱管狭窄症は、ともに加齢と密接で、コインの裏表のような関係にある。

谷川整形外科クリニックの谷川

浩隆院長は、「脊柱管狭窄症では、椎間板が脊柱管に張り出してくることもある。ヘルニアによる神経の障害を症状の主な原因と考えれば、椎間板ヘルニアとも診断できる」と言う。

こうしたことから、「中年以降の腰痛で下肢のしびれや痛みを伴う場合は、どこに重点を置くかの医師の判断によって、変形性腰椎症、腰部脊柱管狭窄症、腰部椎間板ヘルニア、座骨神経痛など多様な診断がつく可能性がある」と話す。

腰痛持ちの知人が、「異なる医師から、違う診断名を告げられて戸惑っている」と話していたが、谷川院長の解説に「なるほど」とうなずいた。

所見と症状不一致も

腰部脊柱管狭窄症では、脊柱管の中を走っている馬尾《ばび》神経や神経根が圧迫されるため、腰の痛みや座骨神経痛が生じる。前かがみになると脊柱管が広くなるため痛みが和らぎ、逆に背中を伸ばすと痛みが強まるが、最も特徴的な症状は間欠跛行《かんけつはこう》だ。しばらく歩くと、腰が痛くなったり下肢がしびれたりして歩行が困難になるが、腰かけたり、しゃがんだりして背中を丸めると再び歩行可能になる症状である。排尿や排便障害などが起きることもある。

ＭＲＩによる画像診断で脊柱管の狭窄は把握できる。だが、「画像の所見と症状の程度は、必ずしも一致しない」と谷川院長は話す。同じ程度の狭窄でも、痛みがある人とない人がいたり、痛みの程度に違いがあったりする。「運動器疾患は全般的に、画像所見と症状は必ずしも一致しない」とのことだ。

ヒトの体は、科学的な検査のみに集約できない。さらに痛みは「自分だけが感じられるもの」だけに、より複雑性を秘めている。

画像所見に加え、痛みやしびれなどの症状があって「腰部脊柱管狭窄症です」と診断される。

椎間板ヘルニアのメカニズム

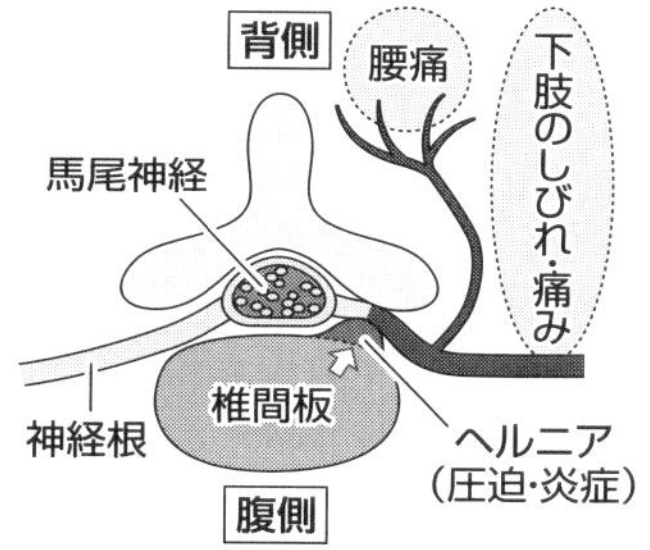

図表3-8　（大塚訓喜さんの図を改変）

二足歩行で抱えた疾患

「椎間板ヘルニア」は椎間板が突き出たり押し出たりして、神経の圧迫や炎症を引き起こす疾患だ（図表3－8）。腰という文字は体の要《かなめ》を意味する。齋藤所長は「椎間板は体重を支えるなど、日々大きなストレスを受けているため、若い人にも多い疾患」と言う。直立二足歩行によって人類が抱え込んだ「進化の皮肉」である。

腰や臀部《でんぶ》に加えて、下肢にかけての痛み・しびれが生じる。寝た状態で下肢を伸ばして上げると痛みなどが強まるのも特徴である。この他、感覚障害や筋力低下などの症状が出ることもある。

加齢に伴う「腰椎変性滑り症」は、椎間関節が緩んだり、椎体と椎間板のつながりに問題が起きたりして、腰椎が不安定になり滑ることで発症する。痛みの程度は人によって異なるが、腰部脊柱管狭窄症同様の症状も見られる。

一方、上関節突起と下関節突起の間に亀裂が入って離れてしまうのが「分離症」で、主にスポーツでの損傷が引き金になる。分離症は、滑り症に移行することがある。「分離」は少年期・思春期に、「滑り」は成人に多い。

コラム

縮む背丈、曲がる背・腰の原因は

歳を取ると背丈が縮んだり、背中や腰が曲がったりするのはなぜなのか?

齋藤所長によると、脊椎は、頸椎（7個）、胸椎（12個）、腰椎（5個）、仙椎（1個）で構成され、椎間板や椎間関節でつながっている。背丈が縮むのは、加齢に伴って椎間板が変性して高さを保てなくなること、さらに圧迫骨折によって椎骨がつぶれることによる。圧迫骨折は、胸骨の下部、腰椎の上部で起きやすいという。

圧迫骨折で椎骨の前方（腹側）のつぶれ方が大きいと、椎骨がくさび状に変形して、背中や腰が曲がるとのことだ。

6　心身症としての腰痛

心身症とは、心的ストレスの影響が体の症状として表れる病態の総称だ。過敏性腸症候群、胃・十二指腸潰瘍、過換気（過呼吸）症候群、本態性高血圧、円形脱毛症など多くの疾患が挙げられるが、心因性の腰痛症（痛覚変調性疼痛《とうつう》）も心身症の一つとされる。

およそ3年間、原因不明の激しい腰痛に悩まされた作家の夏樹静子さん（故人）の壮絶な闘病と劇的な回復は、『腰痛放浪記　椅子がこわい』（新潮文庫）に詳しい。

典型的な仕事中毒

いくつもの整形外科の受診では、これという異常は見出されず、治りたい一心から、鍼《はり》、気功（中国古来の自己鍛錬法）、マッサージ、温熱療法、〝効く〟とされる食べ物、果ては祈禱《きとう》に至るまで次から次へと新しい治療法を追い求めた。だが、いずれも効果がなかった。追い詰められた真っ暗闇の中で回復に導いたのは、心療内科医の指導と治療だった。この医師の言葉の記述が、心身症としての腰痛症の本質を突いている。

「あなたの今までの生き方をずっと聴いてみると、典型的なワーカホリック（仕事中毒）ですね」「あなたの気がつかない潜在意識が、疲れきって悲鳴をあげているのです。そこで病気になれば休めると考えて、幻のような病気をつくり出して逃避したのです。それがあなたの発症のカラクリなのです」

こうした診断に基づいて行われた「潜在意識と向き合う心理療法」が、結果的に回復への道を開いたのである。

この本を紹介してくれた長野大学客員教授の小泉典章医師（臨床精神医学）は、「頑張りすぎる、完璧すぎる、あれこれ考えすぎるなどの『すぎる』のパターンを修正し、無理のない生き方ができるようになったことが腰痛の回復につながった」と解説する。「心理的腰痛――という医師の指摘への拒否感がなくなったこともよかった」としている。

運動器疾患、どう向き合う

運動器に関する疾患に悩む人は多く、自覚症状がある人の割合「有訴者率」を見ると、

性別にみた有訴者率の上位5位（人口1000人当たりの人数）

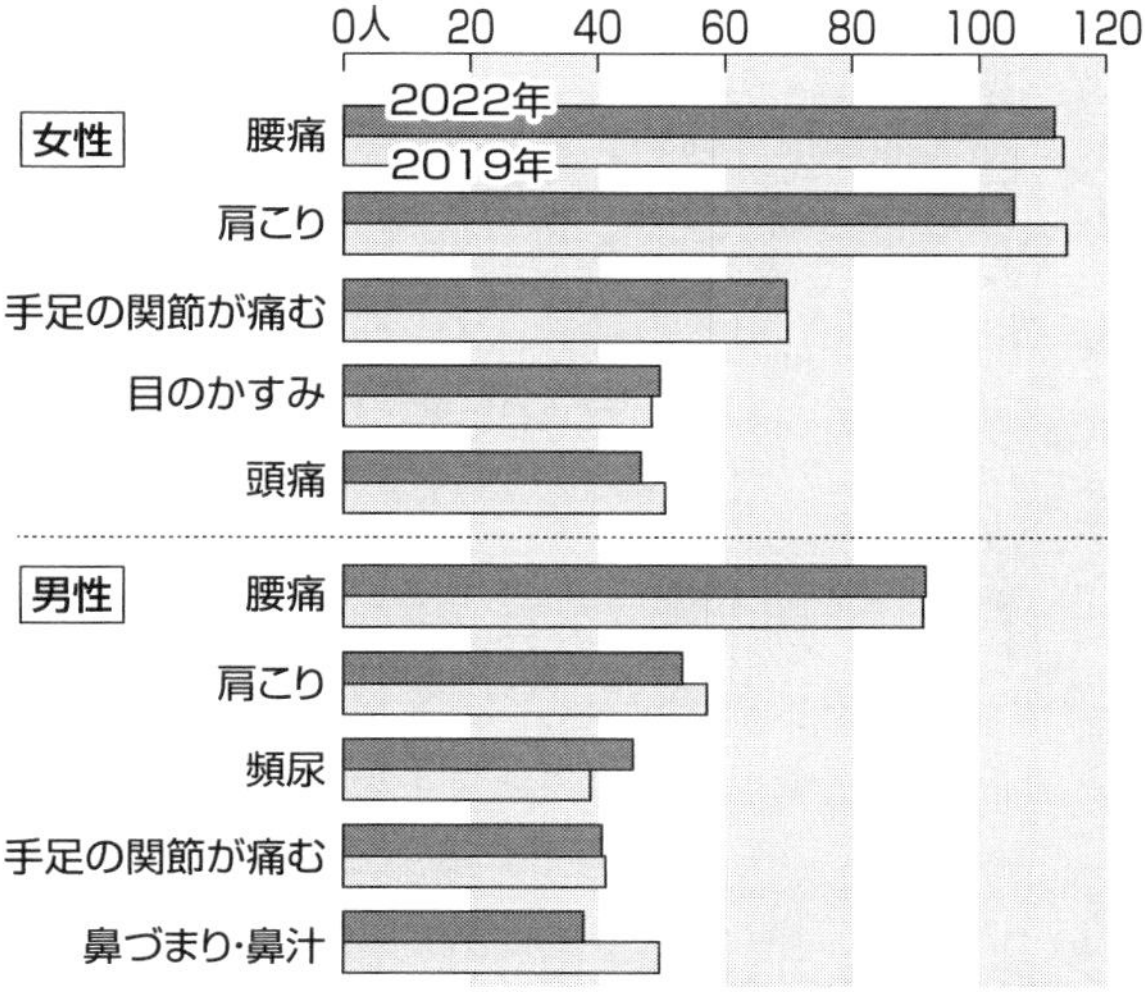

図表3-9

（国民生活基礎調査による。複数回答）

女性の1位は腰痛、2位肩こり、3位手足の関節が痛むで、上位三つを運動器疾患が占めている。男性では1位は腰痛、2位肩こり、4位手足の関節が痛むが並ぶ（図表3－9）。

そのほとんどは慢性の痛み・しびれで、日常生活に支障を及ぼすケースが目につく。これら運動器疾患にどう向き合ったらいいのかを、整形外科医であり、日本心療内科学会登録医で心身医学にも詳しい谷川整形外科クリニックの谷川浩隆院長に聞いた。

◇　◇

谷川　運動器疾患は、痛み・しびれを怖がらず、「体を動かして治す」

が基本です。どんな運動でも構いません。こまめに体を動かす習慣をつけることもポイントです。

運動は、組織の血行を良くして、筋肉・骨・関節の劣化を防ぎます。近年、筋肉を動かすと、さまざまな機能を持つマイオカインと呼ばれる生理活性物質が体中に分泌されることもわかってきました。

痛みが強い時には、無理をして動かさないことも大切。第六感を信じて、その日のご自身の体調を見極め、無理のない運動をしてください。

できることを考えて

谷川　心と体は、手をつないで走っているようなところがあります。「痛みの原因は何だろう」「この痛みはいつまで続くのか」といった不安や心配、職場や家庭でのストレスなども、痛みを左右する要因です。

認知行動療法は、考え方（認知）を修正して生活（行動）を改善する精神療法で、運動器疾患の痛み・しびれにも有効です。

患者さんは、「痛くてできないこと」ばかりを考えがちですが、痛くてもできることを考え、例えば「ウォーキングをしてみよう」と気持ちを切り替えましょう。ウォーキング

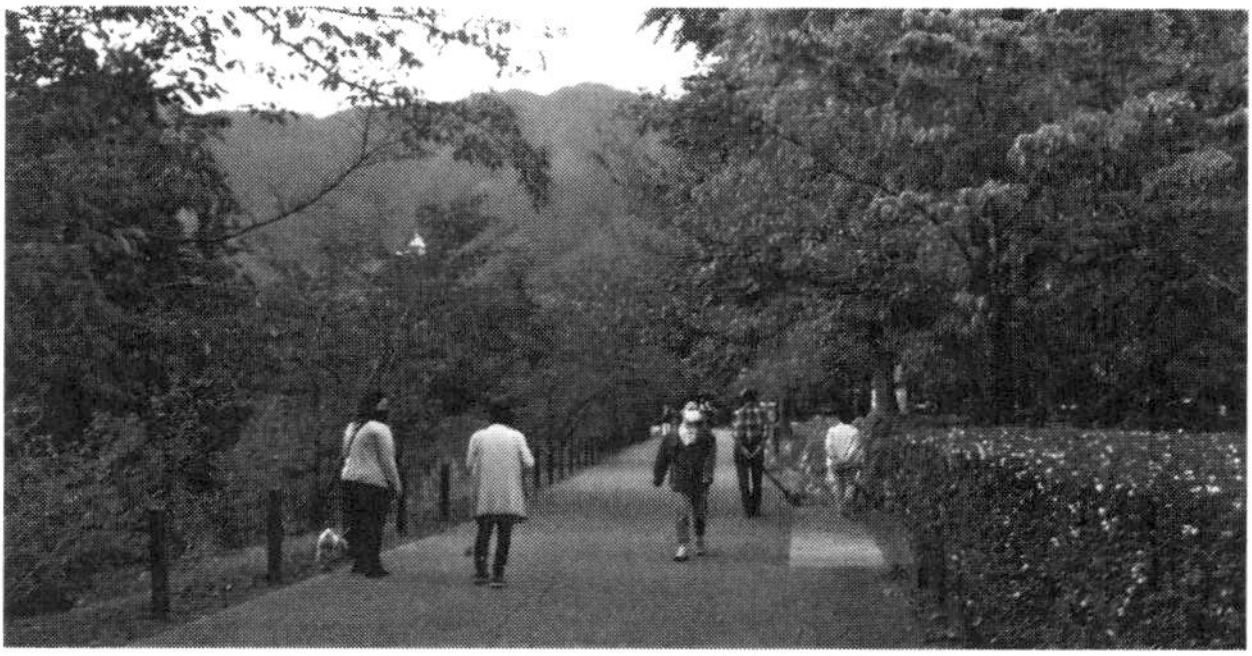

写真3-3　体を動かす習慣をつけたい――
上田城址公園（長野県上田市）を散策する人たち

は、下半身の運動だけではなく、上半身、さらに気分にも影響する全身的な治療につながります（写真3―3）。

自分の今現在を見つめることをマインドフルネスといいますが、周囲の雑念にとらわれずに五感に意識を集中させ、風景や音を、見えるがまま聞こえるがままに感じて「ウォーキングをしている自分」を見つめてください。

仏教に歩行禅がありますが、マインドフルネスは禅や瞑想《めいそう》に似ている精神療法であり、私はマインドフルネス・ウォーキングを提唱しています。

決めつけず、焦らず

谷川　また、決めつけず、焦らず、諦めずの心で対応しましょう。

高齢になると、運動器の痛みが出やすくなりますが、「消炎鎮痛薬は体に悪いからいやだ」「歳のせいだから仕方ない」「一生治らない」などと決めつけないでください。こうした人ほど、痛みが慢性化する傾向があります。「何とかしなくてはいけない」と焦って患部を過剰にゴリゴリもむ、「完璧に治さなければ」と焦ることもよくありません。

「腰が痛くなって走れない」ではなく、「走れないけれど、歩ける」と諦めずに、できることを考えて前向きに生活していくことが大切です。

コラム　鎮痛作用ある抗うつ薬も

抗うつ薬のＳＮＲＩに鎮痛作用があることが知られており、このうちの一つデュロキセチンは、健康保険の適用として腰痛などに用いられている。

私たちの体は、腰や傷など痛みの発信源が脳に「痛い」という情報を送り、脳で痛みを感じる。

このＳＮＲＩは、痛みの情報に関わる下行性疼痛《とうつう》抑制系という神経回路を活性化して、痛みを和らげる働きをしているとされる。

7　老化は脚から――転倒は侮れない

厚生労働省の人口動態統計によると、転倒や転落、墜落で亡くなった人は2022年の1年間で1万1569人。同年の交通事故死の3倍以上に上る。高齢者には、転倒―骨折―要介護のケースが目につき、骨折・転倒は「支援が必要になった原因」「介護が必要となった原因」それぞれの3位を占めている（同省「国民生活基礎調査」2022年）。

「老化は脚《あし》から」といわれる。加齢とともに転びやすくなるのは自然のことだが、これらデータが示すように転倒は侮れない。転ばぬ先の杖《つえ》――。転倒予防の知恵と工夫を探った。

転倒は結果であり、原因でもある

転倒のサインは、「つまずきやすくなった」「ふらつく」で、こうした症状に注意が必要だ。ただ、転倒予防の第一人者である武藤芳照・東京大学名誉教授（身体教育学、スポーツ医学）は、「転倒は結果であり、原因でもある」と指摘している（図表3－10）。

転倒は結果であり、原因でもある

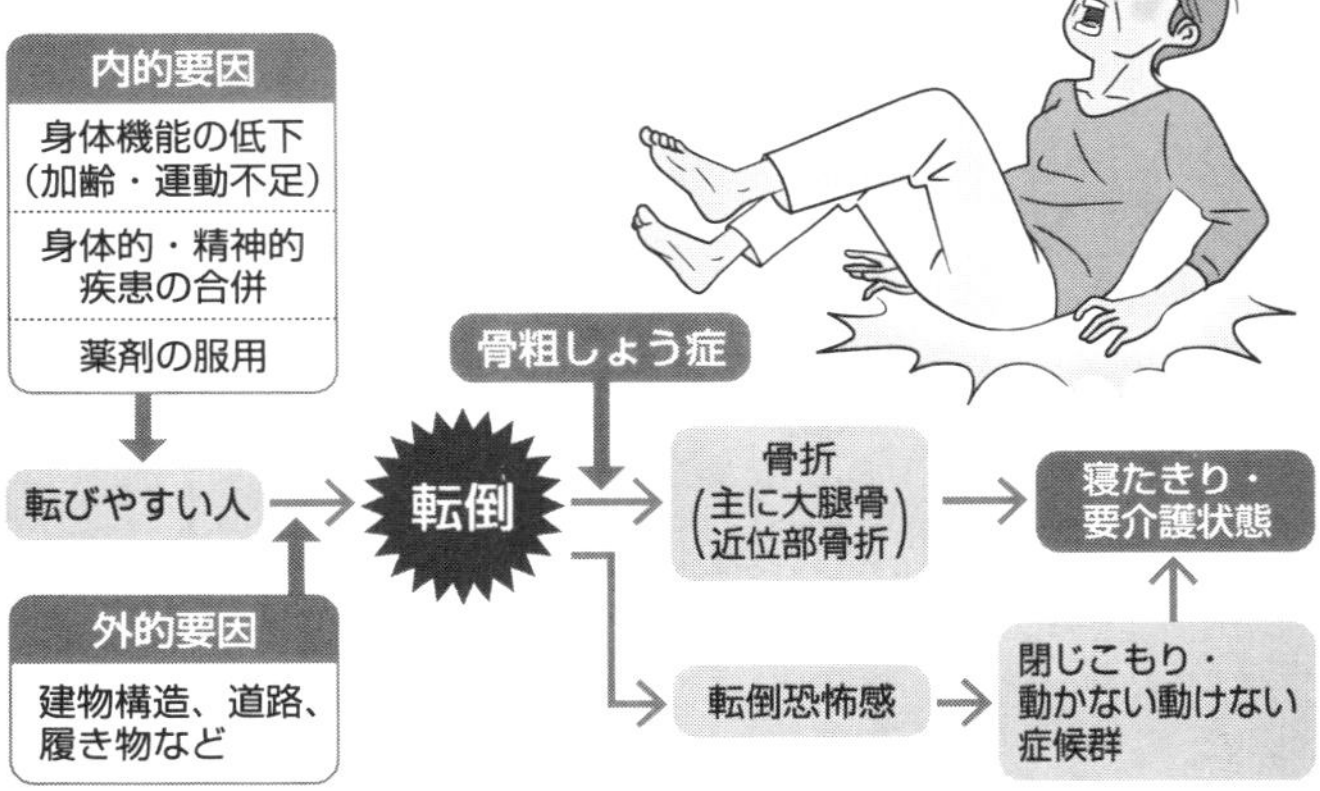

図表3-10

（武藤芳照・東京大学名誉教授、岡田真平所長らの図を一部改変）

転倒の主な原因は、後述するように「転ぶくらい体が衰えていた」ことによる。一方、武藤名誉教授の門下生で身体教育医学研究所の岡田真平所長は、「転倒した経験がある高齢者は、『また転ぶのではないか』との恐怖心から外出や行動をためらいがちで、運動機能をさらに低下させてしまい、結果的に再び転倒を起こす」と解説した。「転倒は結果であり、原因でもある」のゆえんだ。

転倒の原因

高齢者の転倒の原因には、内的要因として加齢による筋量・筋力・身体能力の低下（サルコペニア）、運動器の障害に伴う機能低下（ロコモティブシンドローム）、脚力や平衡感覚の衰え、転びそうになった時の危険回避能力の減退、視力や認知能力の低下、パーキンソン病、糖尿病などの疾患の影響——とさまざまな身体状況が挙げられる。

また、睡眠導入薬、抗うつ薬、抗精神病薬、かゆみ・鼻水・くしゃみに用いる抗ヒスタミン薬、降圧薬、糖尿病やパーキンソン病の治療薬の中には、眠気、ふらつきの副作用を持つものがあり、転倒への気配りが求められる。

多剤併用（ポリファーマシー）が、転倒事故につながることも明らかだ。日本転倒予防学会の『転倒予防白書　2023』は、「5〜6種類以上をポリファーマシーと捉える場合が少なくない」と記している。多くの疾患、体調不良を抱え込みがちな高齢者にとって、薬の整理も課題だ（図表3－10の内的要因）。

危ないすり足、軍隊調

転倒予防には、歩き方も大きなポイントだ。岡田所長は、正しい（つまずきにくい）歩き方について①目線を前方に置いて視野を広げ、やや大股歩きを意識する②後ろの脚のつま先で地面をしっかり蹴り（この動作で歩幅が広がる）③前脚のかかとから着地する④腿《もも》からしっかり動かしてテンポよく——と話した（図表3－11）。

ただ、凍結した道路など滑りやすい場合は、重心を少し低くし、蹴り出しは小さく、足

「つまずきにくい」歩き方

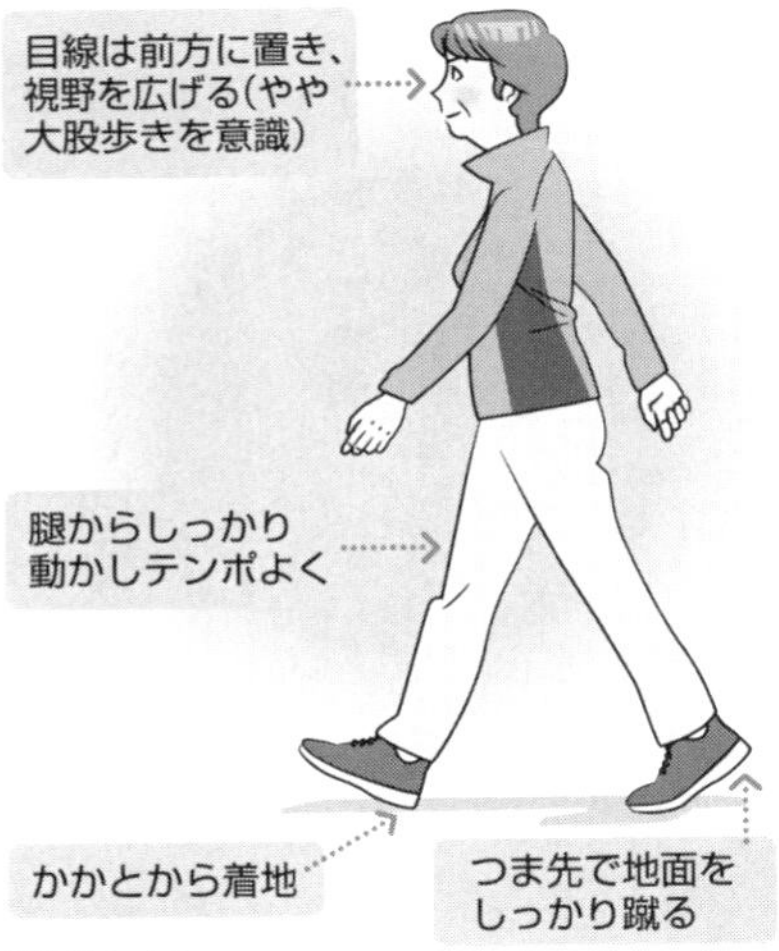
目線は前方に置き、視野を広げる（やや大股歩きを意識）
腿からしっかり動かしテンポよく
かかとから着地
つま先で地面をしっかり蹴る

図表3-11　（岡田真平所長による）

の裏全体で上から着地する。歩幅は狭めに——などの工夫が求められる。

　高齢女性に見られる「すり足・ちょこちょこ歩き」は、前のめり姿勢。つま先が上がらず、歩幅も視野も狭い。一方、体が反り返った「軍隊調」の歩き方は高齢男性に多いが、蹴る動作が弱い。後ろに重心が掛かっていて不安定だ。ともに、つまずいたり転んだりする危険性が高い。

約半数は自宅で発生

　一方、建物や道路の構造、住居内の障害物、履き物などの外的要因も気をつけたい（図表3－10の外的要因）。

　消費者庁によると、転倒事故の約半数は住み慣れた自宅で発生している。廊下と部屋、和室と洋室、脱衣所と浴室の段差は危険因子だ。台所、洗面所にこぼれた水、野菜や果物の切れ端は滑る原因になる。ベッドからの移動時の転倒も多いので慎重に。

つっかけ、スリッパは、脚の動きを不安定にする。靴下の重ね履きも、足の裏の感覚を低下させる。岡田所長は、足指の機能を落とさないために、5本指の靴下を推奨している。

居室では、布団・じゅうたんのへり、電気コード、ポリ袋や新聞広告など、引っかかる・つまずく・滑る要因への対処が大切だ。整理整頓・掃除を心がけたい。

前述したように、動かないことは動けないことにつながる——。行動制限を招かないよう、杖や手押し車などの補助用具を上手に活用したい。岡田所長は、「杖を握る高さは、肘を軽く曲げて少し下げた位置で。よい脚の側に持って、不自由な脚と杖を一緒に出して」とアドバイスした。両脚が不自由な人は、安定感がある買い物用の手押し車もお勧めだ。

コラム　脚力低下を知る指標に健脚度

脚力の低下を知る指標に「健脚度」がある。「転びやすさ」を測る方法ともいえ、歩く・またぐ・昇って降りるの三つの要素で構成されている。

歩く能力は「10メートル全力歩行の秒数」、またぐ能力は「最大1歩幅」で測定し、男女・年齢別に当てはめる。さらに、「40センチあるいは20センチの踏み台の昇降可否」

を加えて判断する。健脚度の低い人は転倒しやすいことがわかっている。

また、片足で何秒立っていられるか、継ぎ足歩行（1本線上で、片方の足のつま先と反対側の足のかかとを接するようにして歩く）が何回できるか」によって、バランス能力の判断が可能だ。「継ぎ足歩行を4歩以上できる人は、バランスが安定していると評価できる」と岡田所長は話した。

8 さまざまな認知症

厚生労働省による2022年の日本人の平均寿命は、女性87・09歳、男性81・05歳。新型コロナの影響を受け2年連続でわずかに縮んだが、私たちは超高齢時代を生きている。23年の敬老の日に合わせて総務省が公表した高齢化率も29・1％で、3人に1人近くが65歳以上だ。

このような社会を背景に認知症は増え続け、政府は2024年5月、「認知症の高齢者は、2025年は471万人（高齢者の有病率12・9％）、さらに65歳以上の人口がほぼピークを迎える2040年には584万人」との推計を発表した。

長いこと認知症を取材しているが、近年の急激な患者の増加に「認知症は、長寿社会を実現させた知恵ある人類が抱え込んだ現代病」との思いが強い。一人一人が、認知症を正確に理解して早期発見・早期対応につなげること、患者や患者家族に対する社会的受け皿の充実が急務だ。

認知症の主な原因疾患

脳神経細胞の変性によるもの	・アルツハイマー病 ・レビー小体病 ・前頭側頭葉変性症（ピック病） ・大脳皮質基底核変性症 ・進行性核上性麻痺 ・ハンチントン病
脳血管障害によるもの	・脳梗塞 ・脳出血 ・ビンスワンガー病
その他	・アルコール脳症 ・脳梅毒（進行麻痺） ・有機溶剤などの薬物中毒 ・クロイツフェルト・ヤコブ病
治療や改善が望めるもの	・慢性硬膜下血腫 ・正常圧水頭症 ・高齢者てんかん ・甲状腺機能低下症 ・肝性脳症 ・良性脳腫瘍 ・ビタミンB1、B12、ニコチン酸の欠乏

図表3-12　（信州大学医学部脳神経内科の話などを基に作成）

脳が消えていく病気

認知症は、理解、判断、論理、記憶などの機能が低下して、日常生活に支障が生じた状態をいい、背景には原因となるいくつもの疾患がある（図表3－12）。

アルツハイマー病は、典型的な認知症だ。脳内にたまった異常なタンパク質（アミロイドβや神経原線維変化）によって、脳神経細胞が変性し、破壊され脱落することで発病する。

1986年、駆け出しの科学記者だった私は、東京大学医学部病理学教室で朝長正徳教授（故人）に、「アルツハイマー病は、まるで脳が消えていくような病気です」と聞いたことを、鮮明に覚えている。萎縮し、スカスカになった脳のCT写真が衝撃的だった。

改めて詳しく取り上げるが、アルツハイマー病は軽度の物忘れ（記憶障害）から始まって徐々に進行し、さまざまな中心症状や周辺症状が出てくる。

幻視が現れることも

近年増えているレビー小体型認知症は「ベッドの上に犬がいる」「壁に水が流れている」「客間にお客がいる」など、実際に存在しない物がリアルに見える幻視が特徴だ。アルツハイマー病と異なり、初期に物忘れが現れないケースが多い。一方、手足が震える、筋肉が硬くなる、歩幅が小刻みになり転びやすくなるなどパーキンソン病に似た症状が見られる。

睡眠中に夢に伴って大声で叫んだり、怒鳴ったり、暴れ出したりすることもある。自律神経障害によって認知機能状態に波があり、立ちくらみ、便秘、倦怠《けんたい》感、多汗も起きる。抑うつも見られる。

レビー小体（変異したタンパク質αシヌクレイン）が大脳皮質にたまり、脳神経細胞が死滅することで発症する。

人格変化や常同行動

血管性認知症は、主に脳卒中（脳梗塞、脳出血）によって十分な血液が脳に送られず、脳神経細胞が死滅することで生じるが、現れる症状はさまざまだ。

損傷を受けた部位と、障害がなかった部位が脳内に共存するためで、「物忘れは激しいが、判断力や計算力は維持されている」など、できること・できないことに差が見られる（まだら認知症）。運動・言語障害も起こしやすい。

信州大学名誉教授で、いけだ内科・脳神経内科クリニック（長野県安曇野市）の池田修一院長は「近年は、脳の細い血管が詰まるラクナ梗塞があちこちで起きる多発性脳梗塞によるケースが多い」と解説。多発性脳梗塞による場合は「次第に認知機能が衰えていく」とのことだ。

アルツハイマー病と血管性認知症が合併すると症状が相乗的に悪化することが報告されている。

もう一つ挙げられるのは、前頭側頭型認知症だ。物忘れは目立たず、人格が変わったように万引や無銭飲食、性的逸脱などの反社会的な行為を行ったり、決まったパターンの行

新規外来受診患者の診断名別割合
（認知症疾患医療センター・患者総数2万3484人）

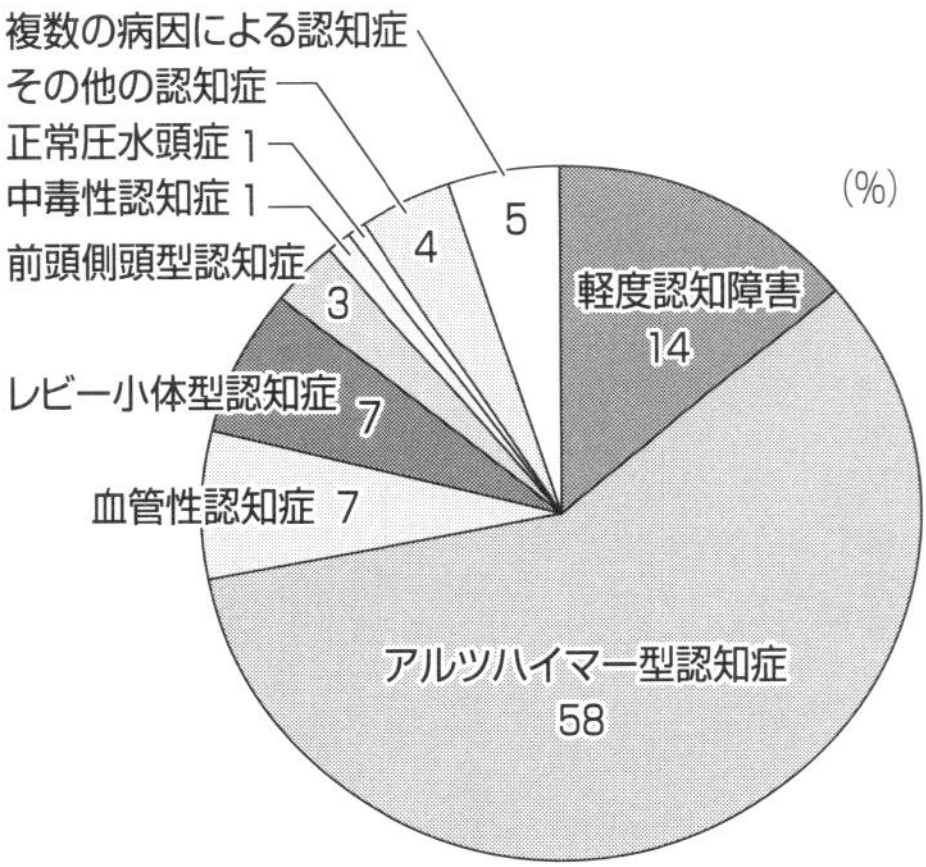

図表3-13

（厚生労働省・老人保健健康増進等事業報告書〈2017年〉を改変）

動をくりかえしたりする常同行動が目立つ。例えば、必ず朝6時に起きて7時に朝食、10時にはスーパーに出かけて同じ物を買って帰る――といった生活パターンを毎日くりかえす人もいる。

アルツハイマー型が多数

全国の認知症疾患医療センターを受診した人の診断名の割合を報告した大規模な調査報告がある（図表3－13）。このデータには、正常と認知症の中間である軽度認知障害（MCI）も14％含まれているため、グラフに記載されている「％の数字」は「各認知症そのものの割合」ではないが、傾向はよくわかる。

同報告によると、アルツハイマー型認知症（アルツハイマー病）が圧倒的に多く、血管性認知症とレビー小体型認知症がこれに次いでいる。

長野県精神科病院協会会長で千曲荘病院（上田市）の遠藤謙二院長は、「認知症を診る専門科は、精神科、脳神経内科、脳外科など。アルツハイマー病の患者さんが多いのは共通しているが、その他の疾患の割合は診療科によって異なる」と解説する。千曲荘病院は精神科なので、幻視などの症状を伴うレビー小体型認知症が目につくという。そして、このデータについて「認知症疾患医療センターの大規模な報告で、認知症の種類別割合の理解に役立つ」と指摘した。

9　加齢と認知症、物忘れはどう違う？——初期症状

どの病気もそうだが早期発見は、治療と対応、予後、患者や周囲の生活設計にとって重要であり、認知症も同様だ。

新しい記憶から喪失

認知症の多くを占めるアルツハイマー病は、物忘れから始まる進行性の疾患だ。だが、

加齢と認知症による物忘れの違い

加齢による物忘れ	認知症による物忘れ
体験の一部を思い出せない	体験すべてを忘れる
自覚があり、心配もする	自覚に乏しく深刻でない、進行すると自覚がない
悪化、重度化しない	進行して判断力の低下を伴う
日常生活に支障がない	日常生活に支障がある

図表3-14　（旭俊臣・旭神経内科リハビリテーション病院長の話を基に作成）

歳を取れば程度の差があるものの、誰もが物忘れに直面する。以下は、全国有料老人ホーム協会などによる「シルバー川柳」の入選作だが、情景が浮かび思わず苦笑するものが並ぶ。

〈うまかった何を食べたか忘れたが〉
〈こんにちは笑顔で答えて名を聞けず〉
〈動かないエレベーターや押し忘れ〉

これらは高齢者がよく体験することで、認知症（病気）による物忘れとは異なる。衰えは歯がゆいが、過度に神経質になる必要はない。加齢に伴う物忘れと認知症に伴う物忘れの違いを、旭神経内科リハビリテーション病院（千葉県松戸市）の旭俊臣院長に聞いてまとめた（図表3－14）。

たとえば、昨日のお祭りで縁日に行ってかき氷を食べたとしましょう――と旭院長は切り出した。「かき氷を食べたことは覚えているが、イチゴ味だったかメロン味だったか？　とっさに思い出せない。食べた屋台はどの辺りにあったかな？」程度なら、加齢に伴う物忘れとのことだ。前述の川柳に「何を食べたか忘れたが」とあるように、物忘れを自覚していて、思いを巡らせたり何かヒントがあったりすれば思い出す。

一方、認知症の場合は、縁日に出かけたことも、かき氷を食べたこともすべて忘れてしまうのが特徴である。

二つ目の川柳もいい得て妙だ。道で人に出会いあいさつをしたものの、「誰だっけ？」と思い出せない。しばらくして、「あっ、あの人だ」と気がつくようなら、加齢現象といえる。

「認知症の物忘れは、進行して判断力の低下を伴うが、加齢によるものは、重度化はしない」（旭院長）。日常生活に支障が出てくると「認知症」と診断される。

記憶にはいくつかの種類があり（コラム「瞬時・短期・長期の記憶」１４２ページの図表３－16）、アルツハイマー病は、短期記憶（新しい記憶）の喪失から始まるのが大きな特徴だ。

時→場所→人の順で

初期症状として物忘れに触れたが、このほかの「認知症のサイン」を一覧表にまとめた（図表３－15）。いつ（日時・曜日・季節）、どこ（場所）、誰（人）の把握を「見当識」というが、

注意したいサイン
（アルツハイマー病を中心に）

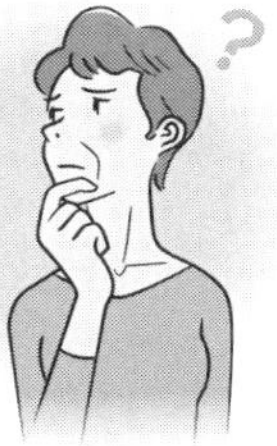

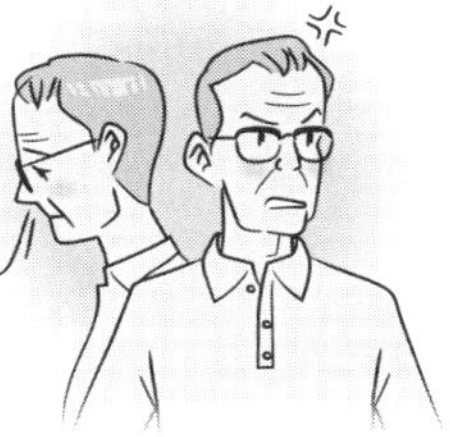

- 話したこと、聞いたこと、約束したことを忘れ、何度も話したり問いかけたりする
- しまい忘れ、置き忘れが増える
- 日時、曜日がわからなくなる
- よく知っている人の名前、物の名前がわからない
- 身だしなみに無頓着
- 常用している薬の管理ができない
- 調理の手順に支障。メニューが単調になり、同じ料理を出す
- 表情や感情が乏しくなって、抑うつ的に。逆に感情が不安定で、興奮したり怒りっぽくなったりするケースも
- 卵など同じ食材を購入して、冷蔵庫がいっぱいに
- 物盗《ものと》られ妄想が出る

図表3-15　（信州大学医学部脳神経内科関係者の話を基に作成）

見当識障害は一般的に、時↓場所↓人の順で進行する。その他、表に掲げたような「変化」に注意したい。

　軽度認知障害（ＭＣＩ）といわれる状態がある。健常でも認知症でもないグレーゾーンで、記憶など認知機能の障害が見られるが、日常生活に影響するほどでない状態をいう。

　厚生労働省の「認知症施策の総合的な推進について」は、「年間10〜30%が認知症に進行する」と記している。一方、正常なレベルに回復する人もいて、同資料は「5年後に38・5%が正常化したという報告あり」としているが、回復に関するデータも幅がある。

専門相談や鑑別診断

ＭＣＩを見逃さず、受診・確定診断にこぎつけることが大切だ。長野県精神科病院協会会長で千曲荘病院の遠藤謙二院長は、「どこかおかしい――と思ったら、まずかかりつけ医に相談を」とアドバイスする。

ただ、すべての医師が認知症に詳しいとはいえず、画像診断装置が整っていない診療所では、鑑別（識別）診断が難しいこともある。専門性を持った認知症サポート医（国が指定する研修を受けた医師）らを行政のホームページで検索するのも一方法だ。

また都道府県や政令指定都市は、認知症に関する専門相談、鑑別診断などを行う認知症疾患医療センターを指定している。さらに、市町村が設置している地域包括支援センターも相談の大きな受け皿である。

コラム　瞬時・短期・長期の記憶

記憶のタイプのうち「瞬時記憶」は、電話番号を確認してダイヤルするようなきわめて短い間の記憶だ。数分から数日前の新しい記憶は、「短期記憶」と呼ばれる。

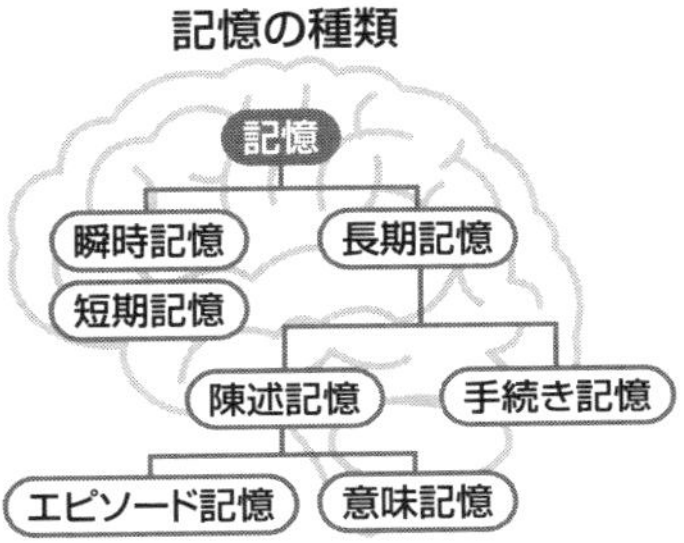

図表3-16

一方「長期記憶」は、意識にのぼる「陳述記憶」と、自転車に乗る、針仕事や物づくりなどの技能、ゲームやスポーツのルールに関わる「手続き記憶」（体が覚えたような記憶）に分けられる（図表3－16）。

陳述記憶はさらに「エピソード記憶」と「意味記憶」に区分される。エピソード記憶は、「いつ・どこで・何をした」という個人的な体験で、文脈がある。意味記憶は、物の名前、単語や記号の意味、「江戸幕府を開いたのは徳川家康」といった知識に当たる。

アルツハイマー病では短期記憶から失われるが、長期記憶の障害はエピソード記憶から始まるケースが多く、手続き記憶は比較的長く保たれる。

10 認知症と混同される疾患も――鑑別診断を

数年前のことだ――。長野県内の知人から「70代前半の従兄《いとこ》が、地域のかかりつけ医に認知症と診断され薬を飲んでいる。尿失禁と歩行障害が見られ心配だ」という相談を受けた。

長年認知症を取材していることから、「CTは取ったの？　正常圧水頭症かもしれないよ？」とセカンドオピニオンを勧めた。都市部の総合病院で診察の結果、正常圧水頭症による症状であることが判明し、治療によって回復した。

このように認知機能障害が見られる疾患（図表3－17）の中には回復可能なものが存在することを知っておきたい。

認知症と同様の症状が見られる疾患

正常圧水頭症	老人性せん妄
慢性硬膜下血腫	甲状腺機能低下症
パーキンソン病	肝性脳症
高齢者てんかん	ビタミンB群の欠乏
高齢者のうつ病	良性脳腫瘍

図表3-17

CTで診断できる

正常圧水頭症は、脳や脊髄を循環している脳脊髄液（髄液）が大脳の中央にある脳室に過剰にたまって脳を圧迫し、認知機能障害や排尿障害、歩行障害が現れる。CTで診断可能だ（写真3－4上）。

いけだ内科・脳神経内科クリニックの池田修一院長は、「最近、老化に伴い髄液循環に関わる脳内の繊毛の機能が低下して発症することが突き止められた」と解説する。さらに、「過剰な髄液を、開頭せずに細い管で抜く手術が確立されていて、患者さんの負担もそう大きなものではない」と語り、治療可能な認知症として鑑別（識別）診断の大切さを訴えた。

慢性硬膜下血腫による認知機能障害もCT検査で鑑別診断でき、治療が望める（写真3－4下）。比較的軽い頭部外傷によって、じわじわと出血する。頭蓋骨の下で脳を取り巻いている硬膜と脳の間に血の塊ができ、脳を圧迫して発病する。外傷後、数週間から数ヵ月で認知機能障害や頭痛、嘔吐《おうと》、片側の麻痺《まひ》、しびれ、歩行障害などが起きる。

コツンと頭を打った程度で発症することがあり、打撲を思い当たらないケースもある。簡単な外科手術で血腫を取り除くが、一般的に危険性は低く高齢者でも可能だ。

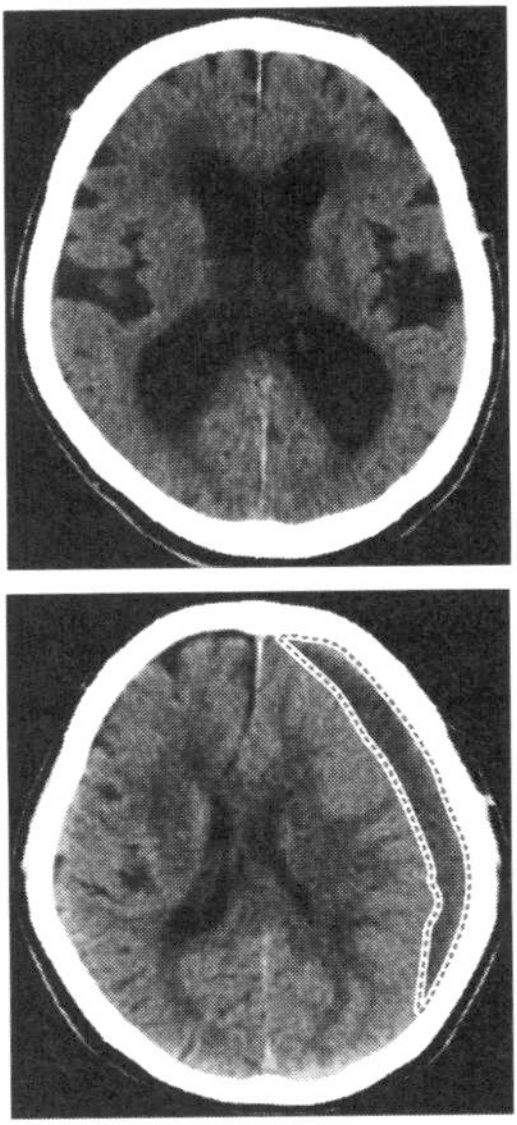

写真3-4
正常圧水頭症（上）と慢性硬膜下血腫（点線の部分が血の塊）のCT画像（下）
正常圧水頭症では、中央の脳室（相似形の黒い部分）が拡大しているのがわかる
＝池田修一・いけだ内科・脳神経内科クリニック院長提供

パーキンソン病とレビー小体型認知症は兄弟関係

近年、パーキンソン病の患者が増えている。「レビー小体型認知症が混在していることもあり、きちんとした診断が必要だ」。池田院長は、こう強調した。

難病情報センターによると、パーキンソン病の患者は1000人に1〜1・8人だが、65歳以上では100人に約1人と高齢者に多い。手足・顎の震え、動作の緩慢、歩行障害などに加え、意欲低下・認知機能障害・自律神経障害といった症状が見られる。

パーキンソン病は、項を改めて取り上げるが、レビー小体（変異したαシヌクレイン）が脳幹に蓄積することが原因だ。一方、このレビー小体が大脳皮質にたまるのがレビー小体型認知症で、二つの疾患は兄弟関係にあるといえる。

「認知症になったようだ」。長いこと薫陶を受けている高名な内科医にこう告げられた。そんな様子は見られないことから「えっ？」と聞き返した。「症状からそう思う」とこの医師は語った。

診断の結果は「高齢者てんかん」で、投薬で回復した。高齢者てんかんは、ひきつけを起こさず、ぼんやりする、物忘れをするなど一過性の認知機能障害が見られることから、認知症と混同されやすい。国立長寿医療研究センター病院（愛知県大府市）のホームページに、「最近、もの忘れで受診される患者さんの中に、実は『てんかん』の患者さんがたくさんいることが分かってきています」とあった。

うつ病と合併多く

高齢者うつ病は、認知症と合併することも多いので注意したい。長野県精神科病院協会会長で千曲荘病院の遠藤謙二院長は、「働き盛りのうつ病の多くは、疲れ切って発症するが、高齢者では社会的・家庭的役割の喪失や身体機能低下への不安が引き金になるケースが目につく」と指摘。「認知症に見えたり、認知症の前触れとして抑うつが現れたりすることもあるので複雑」と語った。

さらに、アルツハイマー病の初期に、思い悩んでうつ病を併発する人もいるとして、うつ病、認知症双方をにらんだ対応の必要性を訴えた。

せん妄は、一過性の意識の混濁によって起きる。不安、興奮、幻覚、妄想、記憶喪失、時間や場所がわからなくなる見当識障害が見られる。原因は、発熱、血中酸素量低下、脱水、環境の変化、薬剤などさまざまだが、認知症と重なることもある。治療や対応が可能なケースも多いことから、やはり鑑別診断が求められる。

このほか甲状腺機能低下に伴う認知機能障害はホルモン補充療法で対応できる。肝疾患による肝性脳症やビタミンB群などの欠乏からの認知機能障害は、薬物療法やビタミン剤の投与で対処可能だ。

11 認知症の人の世界、理解を——中核・周辺症状

認知症の症状は、脳の神経細胞がダメージを受けることによって現れる1次的な「中核症状（認知機能障害）」と、患者が置かれた環境や生活歴、人間関係などによって生じる2次的な「周辺症状（行動・心理症状）」があり多様で複雑だ（図表3－18）。アルツハイマー病を中心に、認知症の症状を取り上げる。

記憶・見当識障害

中核症状でまず挙げられるのは「記憶障害」だ。短期記憶の障害はアルツハイマー病の典型的な初期症状であり、記憶にはいろいろな種類があることは前述した。また、今・何どき（日時・季節）、ここはどこ（場所）、あなたは誰（人物）がわからなくなる「見当識障害」

認知症の
中核症状と周辺症状

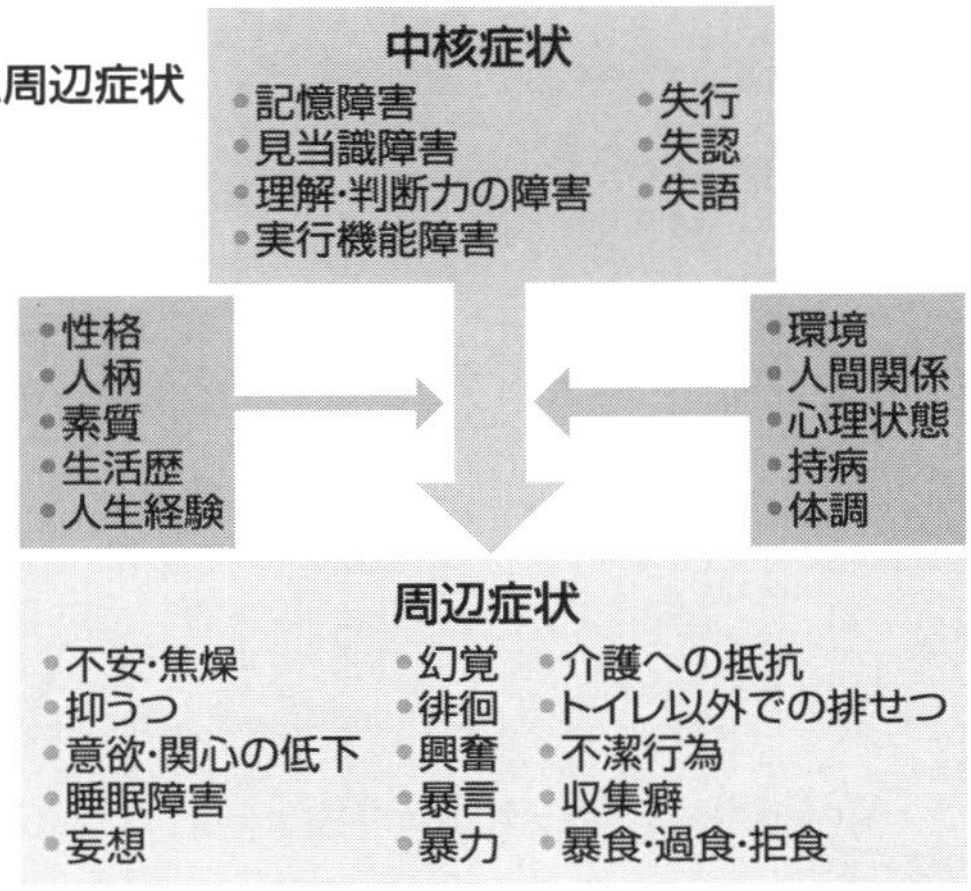

図表3-18
（中村重信・広島大学名誉教授の話を基に作成）

にも触れたが、少々補足しよう。

壁にかかっているカレンダーを見ながら、「えーと、今、いつ？」と何度も同じことを尋ねる認知症の人に、身近で接した体験がある。見当識障害によって「とき」がわからないことに加え、短期記憶の障害でさっき聞いたことを覚えていないからである。

見当識障害が進むと、夏にセーターなど季節がずれた服を着る、自宅のトイレの場所がわからない、自分がどこにいるか認識できない、散歩で道に迷う、家族の顔や自分が誰かわからなくなるといったことも起こる。理解・判断力の障害も出てくる。

失行・失認・失語

「実行機能障害」も中核症状の一つ。計画

を立て、手順を踏んで何かを行う遂行能力の障害で、段取りに沿って調理ができなくなって料理の味が変わったり、洗濯や掃除などに支障が出たりする。

ごく普通にできた動作や行為が行えなくなることを「失行」といい、衣服をきちんと身に着けられず、服の後ろ前、上下、裏表を取り違える着衣失行が知られる。歯ブラシや箸《はし》、フォークの使い方がわからなくなったりもする。

「失認」とは、よく知っているはずの対象物が認識できない症状だ。身近な日用品であるペン、ハサミ、茶碗《ちゃわん》などが認識できない物体失認、妻と娘が区別できなくなる相貌《そうぼう》失認、電話の着信ベル音や犬の鳴き声がわからなくなる聴覚失認などがある。

団塊の世代である筆者は近年、仲間同士の会話に「あれ」「それ」「これ」が多くなっていて苦笑するのだが、言葉を会話の手段としてうまく使えなくなった状態を「失語」という。言葉をしゃべれない、理解できない、復唱困難、文字を書けない、読めないなどの支障が起きる。

「認知症の人の世界」がある

周辺症状は、中核症状を背景に患者の性格や人柄など、患者が置かれている環境や人間関係などが絡んで起こる。このため、財布や貯金通帳を盗まれたなどの物盗《ものと》られ妄想や、妻が浮気をしているといった嫉妬妄想など、現れ方や程度は患者によってさまざまだ。

精神科医の小澤勲さん（故人）の名著『痴呆を生きるということ』（岩波新書）――。「痴呆を病むということは、さまざまなギャップに気づき、それを乗り越え、修正する力を喪うということである。その結果、あまりに大きくなったズレやギャップが周辺症状を生む」との記述を何回も読み返した。

認知症になっても、心は生きている。「認知症の人の世界」があり、不可解に思える行動にも、その人なりの意味があるのだ。

15年近く前のことだ。同僚の若い記者が夕暮れ症候群といわれる女性患者の取材をしてきた。自宅にいたこの患者は、夫に「ところでさ、もう日が暮れるから家に帰らないと」と言って立ち上がり、玄関へ歩き出した。「どの家に帰るの？」「誰がいるの？」と夫が聞くと、「〇〇の方」「おやじがいる」と言う。夫は、妻が子どもの頃に住んでいた家へ帰ると言っているのだ……と想像する。

この女性の意識は幼い時代に戻り、思い出や過去の世界に生きている。夕暮れ時は不安定な気持ちになりがちであり、見当識障害、記憶障害などが背景にある。「暗くなると意識レベルが低下してせん妄も起きやすい」とベテランの精神科医は指摘した。

徘徊《はいかい》にも、理由がありそうだ。散歩に――と目的を持って家を出たものの、見当識障害のために道がわからなくなる、記憶障害のために何で歩いているかわからない。不安と焦りからあちこち歩き回るが、判断力や実行機能が低下しているため道を聞くことも自宅に連絡してもらうこともできない。保護されて、結果的に徘徊とされてしまうことがあるとされる。

買い物や知り合いを訪ねて外出したような場合も、同様なパターンから徘徊と判断されてしまうケースもあるだろう。

このように、認知症の人はかつて当たり前にできたことができなくなり、不自由さ、もどかしさ、焦りを感じながら生きている。超高齢社会の中で私たち現代人には、認知症の人の世界を理解し、認知症の人が住みやすい社会を築くことが強く求められている。

コラム　アルツハイマー病　1906年に初報告

アルツハイマー病は1906年、ドイツの医学者アロイス・アルツハイマー博士（写真3－5）によって初めて報告された。

1901年、フランクフルトの病院に勤務していたアルツハイマー博士は、アウグステ・データーという51歳の女性患者を診察した。記憶障害、嫉妬妄想などが主な症状だ

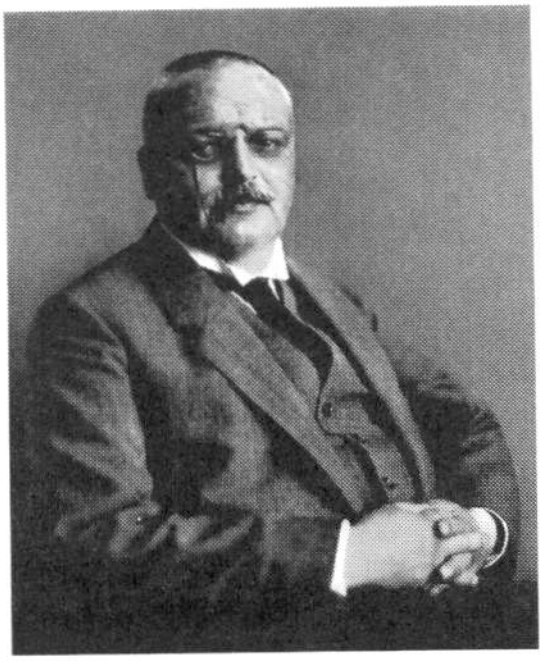

写真3-5
アルツハイマー博士
（写真提供：Science Source／アフロ）

った。

博士は、彼女の死亡後に脳の組織を顕微鏡で観察。現在いわれる老人斑や神経原線維変化などの特有な病変を見つけている。

アルツハイマー病は高齢者に多いが、最初の患者は今日、若年性アルツハイマー病（65歳未満発病）と呼ばれているケースだった。

12　認知症予防の第一歩

巨大な脳を得て、万物の霊長となった人類が実現させた長寿社会――。素晴らしいことだが、加齢は認知症の最大のリスクファクター（危険因子）でもある。こうした中で、人類は認知症予防も追究し「脳の健康寿命」延伸を模索している。それは、長く病まないで天寿を全うして亡くなる「ピン・ピン・コロリ」実現への一つの道ともいえよう。

認知症を予防する因子

ＷＨＯ（世界保健機関）は２０１９年、「認知機能低下および認知症のリスク低減」のガイドライン（図表３－19）を公表した。医学的エビデンス（根拠）の程度と推奨度に加え、条件などの補足説明を記している。

認知症リスク低減への WHOガイドライン

- 身体活動による介入
- 禁煙による介入
- 栄養的介入
- アルコール使用障害への介入
- 認知的介入（認知トレーニング）
- 社会活動
- 体重管理
- 高血圧の管理
- 糖尿病の管理
- 脂質異常症の管理
- うつ病への対応
- 難聴の管理

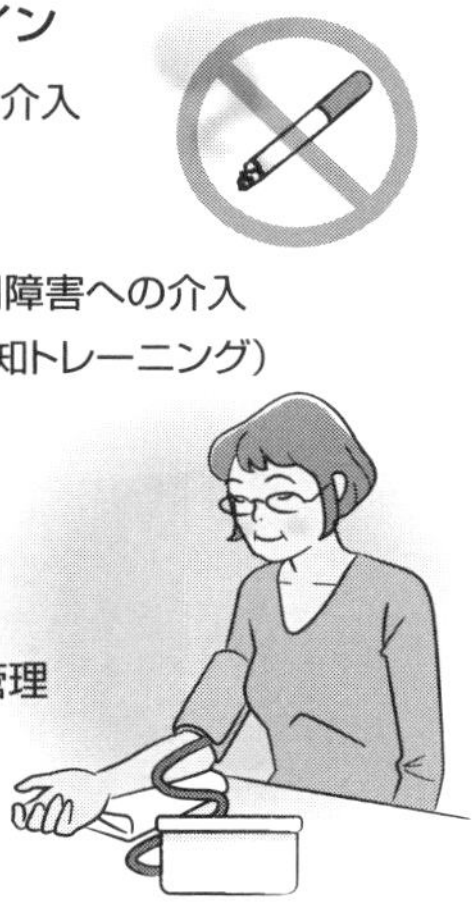

図表3-19　（「邦訳検討委員会」による報告を改変）

一方、世界的な認知症専門家で構成するランセット委員会は20年、認知症の予防可能な要因（図表３－20）を報告した。12の危険因子を改善すると、認知症の約40％を予防できる可能性があるとのことで、ＷＨＯのガイドラインと重なる項目も多い。

二つの報告の予防因子は生活改善や生活習慣病対策などで、奇抜なものはない。日常生活の中で当たり前のことを、当たり前に行っていくことが認知症の予防に

認知症予防への改善因子

若年期（45歳未満）	・教育の不足
中年期（45〜65歳）	・聴覚障害 ・頭部外傷 ・高血圧 ・過度の飲酒 ・肥満
高年期（66歳以上）	・喫煙 ・うつ病 ・社会的孤立 ・運動不足 ・大気汚染 ・糖尿病

（ランセット委員会=2020年による）

図表3-20

つながると理解できる。

「健康のためなら死んでもいい」というブラックユーモアがある。健康は、よりよく生きるために大切なものだが、健康になることが目的化してしまう「おかしな健康ブーム」がいわれて久しい。便利さの中で私たちは性急さを求め、手間暇をかけて健康を得るという「回りくどさ」についていけなくなっている。掲載した二つの表を参考にセルフチェックを行い、地道な生活をしていくことが認知症予防の第一歩となりそうだ。

二つ以上のことを同時に行う

適度な運動が健康に有効なことはあちこちで取り上げられているが、ＷＨＯのガイドラインも「身体活動は、認知機能正常の成人に対して認知機能低下のリスクを低減するために推奨される」と報告。推奨度も強いとしている。

身体教育医学研究所の岡田真平所長も「厚生労働省の健康づくりのための身体活動基

準・指針2023は、運動が認知症予防に対し有効であると示している」と語り、高齢者向けには歩行程度の負荷がかかり、時間的にも長く続けられる有酸素運動を推奨した。具体的には、ウォーキング、水中運動、マレットゴルフなどの軽スポーツで、「(高齢者は)1日合計40分以上を目安に」とアドバイスした。さらに、「スクワット、かかとの上げ下げ、腿《もも》の引き上げなど、筋力、バランスを含めた運動を個人の体力に合わせ週2〜3日取り入れるといい」としている。

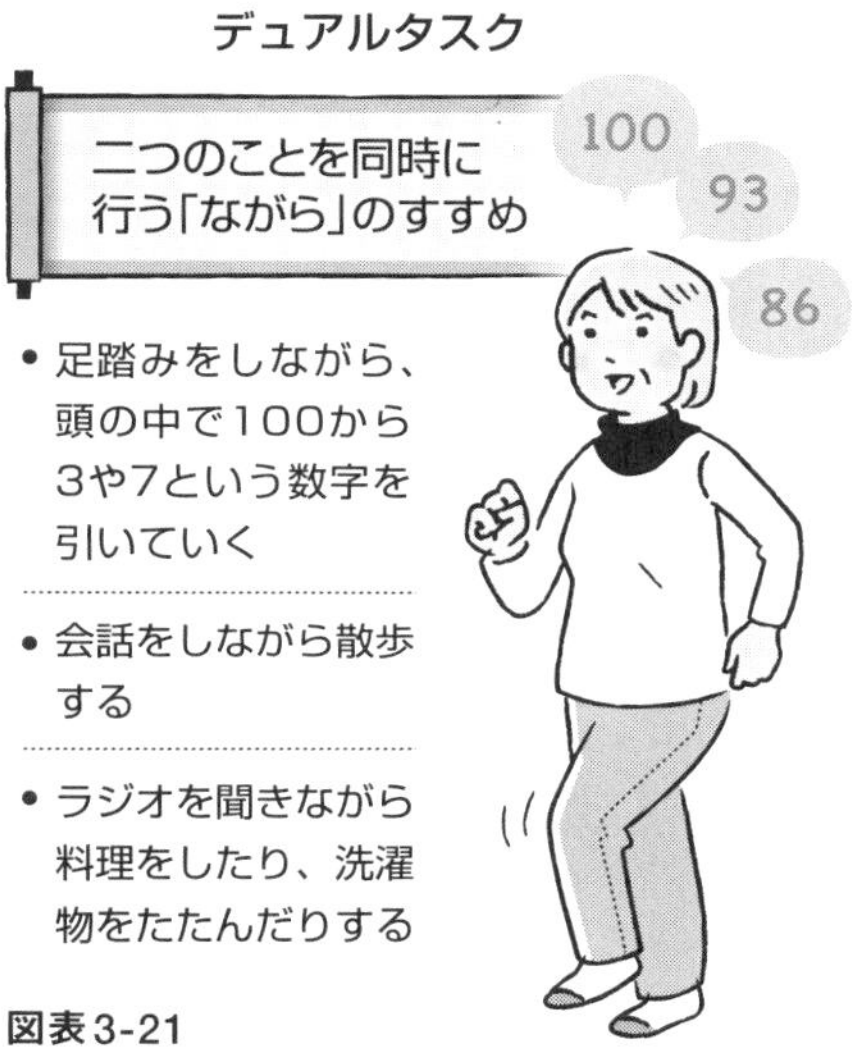

デュアルタスク
二つのことを同時に行う「ながら」のすすめ
100
93
86
• 足踏みをしながら、頭の中で100から3や7という数字を引いていく
• 会話をしながら散歩する
• ラジオを聞きながら料理をしたり、洗濯物をたたんだりする

図表3-21

　二つのことを同時に行う「デュアルタスク」(図表3−21)も、認知症予防につながる。

「足踏みをしながら100から7を引いていったり、仲間と話をしながらウォーキングをしたりすることもいい」と岡田所長は話す。

　ラジオを聞きながら料理をする、洗

濯物をたたむのもデュアルタスクにつながる。生活の中でながら、、、を上手に取り入れる工夫をしたい。

コラム　期待の新薬レカネマブ　普及には課題も

アルツハイマー病の原因となるアミロイドβ（ベータ）（異常タンパク質）の脳内蓄積を除去する新薬「レカネマブ」が、2023年12月、健康保険の適用になった。病気と根本的に向き合い、進行抑制を標的にした薬剤として期待がかかる。

だが、対象となる患者は軽度認知障害（MCI）と軽度認知症患者に限られる。投与前に、PETなどでアミロイドβ蓄積の検査が必要だが、対応できる医療機関が限られるうえ、脳の出血、むくみといった副作用を抱えている。公定価格「薬価」は、患者1人（体重50キロの場合）の治療で年に約298万円と高価でもあり、普及には乗り越えるべき課題も横たわっている。

13 大きく進歩するパーキンソン病治療

パーキンソン病は感染症ではないが、長寿社会を背景にパンデミック（世界的流行）を危惧する報告をロチェスター大学（米国）の医師が国際的専門誌に寄せている。世界有数の超高齢社会の日本では、65歳以上の100人に約1人が患者（難病情報センター）とされる。

一方、治療法は大きく進歩しており、早期発見・早期対応が求められている。

ドーパミンの減少で

パーキンソン病は、大脳深部にある黒質という部分でドーパミン（神経伝達物質）を分泌する神経細胞が減少することで発症する。α（アルファ）シヌクレインというタンパク質が異常な構造に変化して脳の黒質に凝集することが原因である。

パーキンソン病原因遺伝子などの基礎研究や臨床分野で知られる服部信孝・順天堂大学医学部脳神経内科教授は、「危険因子は加齢、遺伝、環境で、これらが複雑に絡み合って発病する」と語る。原因遺伝子は数多く見つかっているが、「家族性は10％内外」。孤発性が圧倒的に多い。

環境因子として、農薬などの報告があるが、はっきりしない。さらに服部教授は「性格的に真面目な人が多い。予防には、遊び心が大切」と指摘した。

特徴的な四大運動症状

四つの特徴的な運動症状（図表3－22上）が現れるが、まず挙げられるのは動作が鈍く緩慢になる「寡動《かどう》」と「無動」だ。動き始めるまで時間がかかり、動作もゆっくりになる。速く歩けない、小刻みに歩く、すり足が生じる一方で、歩行時に前のめりに速足になる加速歩行が起きることもある。最初の1歩が出にくくなる「すくみ足」も特徴の一つだ。

文字を書いていると小さくなり、右下がりになってくる。声が小さく、抑揚も失われる。症状が進むと声が出しにくくなったり嚥下《えんげ》障害が生じたりもする。

じっとしている時に手、足、顎などが震える「静止時振戦《しんせん》」は初期に現れることが多く、異変として自覚されやすい。体の片側に現れ、やがて対側にも起きるケースが多い。

筋肉がこわばって、動きが低下する「強剛《きょうごう》」「筋固縮《きんこしゅく》」も見られ、顔の表情が乏しくなる仮面様顔貌《がんぼう》にもつながる。

姿勢保持障害は進行期の症状。体のバランスが取れず、つまずいたり転倒したりしやすくなる。

非運動症状（図表3－22下）は、自律神経障害や脳障害によって起き、便秘は初期から多く見られる。頻尿、目まい、立ちくらみ、発汗異常も自律神経障害による。

ドーパミンは、快感、多幸感、意欲に関与しているため、その減少は抑うつ、不安、意欲低下を引き起こす。寝つきが悪い、睡眠が浅くなることに加え、睡眠中に大声で寝言を

パーキンソン病の四大運動症状

- 動作が鈍く緩慢に（寡動・無動）
- 静止時に手、足、顎などが震える（静止時振戦）
- 筋肉がこわばり動きが低下（強剛、筋固縮）
- 姿勢保持障害（転びやすい）

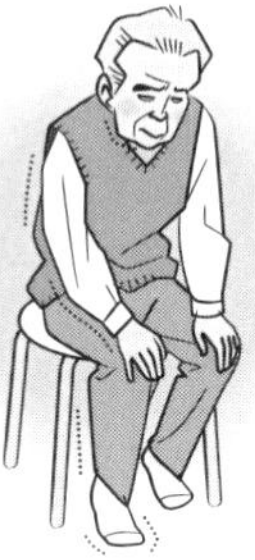

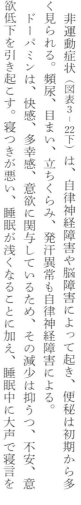

パーキンソン病の非運動症状

- 便秘、頻尿、目まい、立ちくらみ、発汗異常（自律神経系症状）
- 抑うつ、不安
- 睡眠障害
- 睡眠中の異常行動
- 認知機能低下
- 幻覚、妄想
- 嗅覚障害

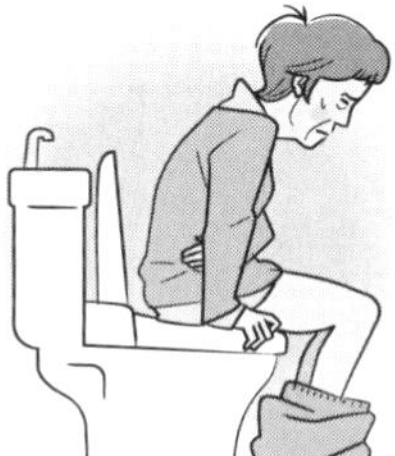

図表3-22

言う、手足を激しく動かす「レム睡眠行動障害」も抱えがちだ。認知機能の低下、幻覚や妄想、嗅覚障害も生じる。

求められる鑑別診断

パーキンソン病に特徴的な身体症状（パーキンソニズム）は、パーキンソン症候群と称される一群の疾患でも見られるため、鑑別診断が強く求められる。

抗精神病薬、抗うつ薬、降圧薬、胃腸薬、制吐薬、抗がん剤などの副作用による薬剤性パーキンソン症候群、脳血管性パーキンソン症候群のほか、脳の神経変性に起因する大脳皮質基底核変性症、進行性核上性麻痺《まひ》、多系統萎縮症がある。正常圧水頭症、慢性硬膜下血腫などへの配慮も必要だ。

パーキンソン病の診療科は脳神経内科だが、「診断には、決定的な証《あかし》となる検査法がない」（服部教授）だけに難しく、専門性が欠かせない。問診、パーキンソニズムの確認に加え、鑑別診断のため血液検査、シンチグラフィ、脳血流スペクト、MRI、CTなどの画像検査を行う。

こうした中で服部教授らのグループは2023年5月、パーキンソン病患者の血液中に構造が変化した特異な異常αシヌクレインが微量存在することを突き止めた。多系統萎縮症、レビー小体型認知症でも、それぞれの異常αシヌクレインの存在を血液中に確認していて、簡便な血液検査によって早期診断への道が開くことが期待される。

薬物療法とリハビリが両輪

治療は、薬物療法とリハビリが両輪だ。服部教授は「発症から15〜20年、もっと長い間病気をコントロールしている人もいて、天寿を全うできる時代になっている」と強調した。

薬物療法の柱は不足しているドーパミンの補充で、四大症状のいずれにも効果が望める。高齢で発症した場合は、早くからドーパミンの前駆物質であるL−ドーパを服用することが第1選択だ。「L−ドーパは脳内に到達するとドーパミンに変化する。即効性があり有効に働く」と服部教授は話す。

ただ長年服用していると、意思と関係なく体が動いてしまうジスキネジアや、薬剤効果の時間が短くなるウェアリング・オフ現象が起きる。投与量、服用のタイミング、薬剤の組み合わせを細かく調整する必要が出てくる。胃ろうにより血中濃度を安定させる療法も開発されている。

ドーパミンの受容体（受け皿）を刺激するドーパミンアゴニストも用いられる。L−ドーパを中心に、ドーパミンアゴニストと数多い非ドーパミン系の薬剤をうまく組み合わせて治療に当たる。

一方、長い間薬物療法を続けて症状の改善が望めなくなった場合に、脳深部刺激療法と呼ばれる外科的治療も選択肢になる。脳深部に電極を埋め込み、電気刺激によって症状を改善する治療法だ。

リハビリも、早くから取り組むことがポイントだ。さまざまなリハビリ方法が考案されている。主治医や理学療法士に問い合わせてほしい。

14 75歳以上の半数が悩む難聴

歳を重ねるとともに聴力が低下するのは自然のことだ。加齢性難聴あるいは老人性難聴と呼ばれ、日本耳鼻咽喉科頭頸部外科学会のホームページは「65〜74歳では3人に1人、75歳以上では約半数が難聴に悩んでいるといわれています」と報告している。

聴力が落ちると、コミュニケーションが取りづらくなり人間関係が希薄になる、交通事故の危険性が高まるなど、社会生活に支障が出てくる。WHO（世界保健機関）や、認知症

聴覚に関わる耳の構造と働き

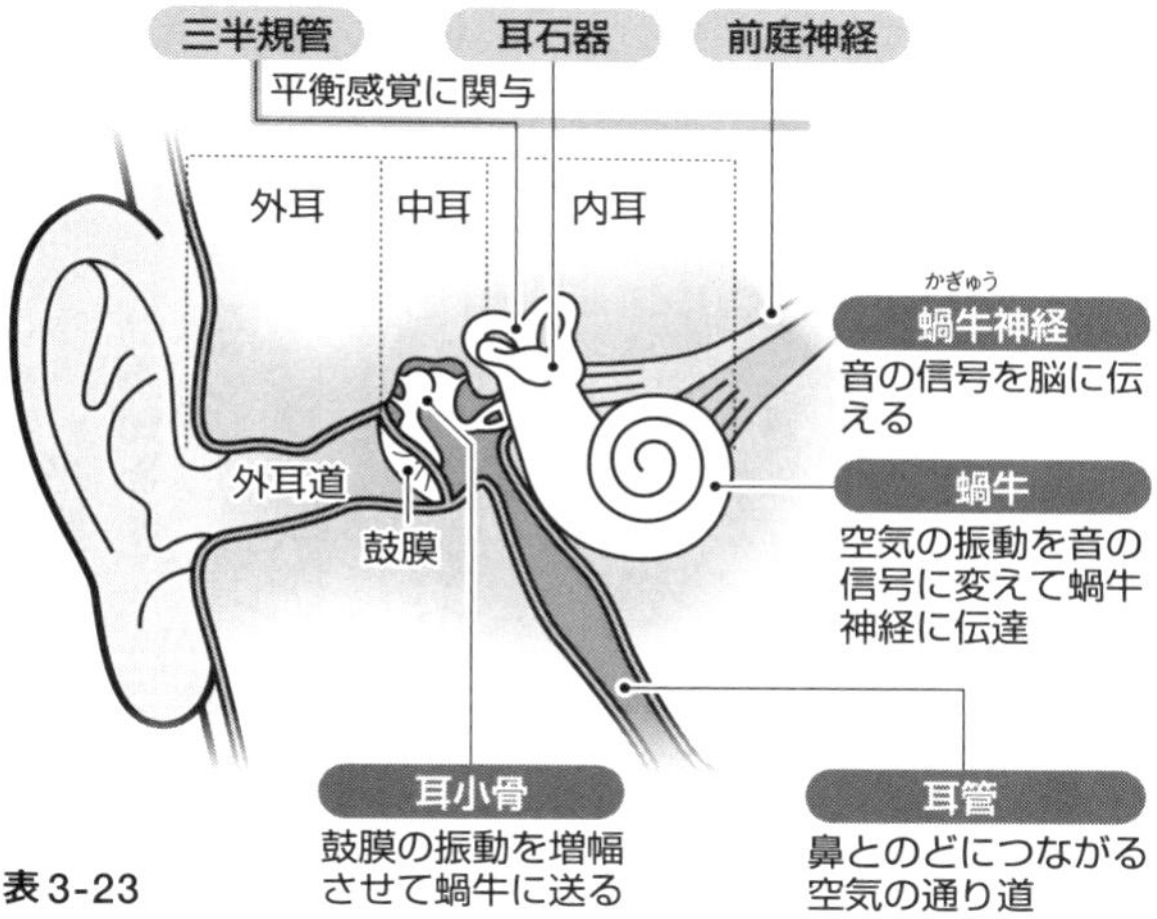

図表3-23

専門家で構成するランセット委員会など多くの報告が、「聴覚障害は、認知症に対する予防可能な危険因子」と指摘しており、「難聴→コミュニケーション障害→孤立・抑うつ→認知症」の流れを断ち切ることが求められている。

伝音難聴と感音難聴

信州大学医学部耳鼻咽喉科頭頸部外科の工《たくみ》 穣《ゆたか》 教授（耳科学、目まい平衡学、頭頸部腫瘍学）は、「個人差が大きいが、加齢性難聴は50歳代から始まる。高い音から聞こえなくなるのが特徴で、聴力低下に左右差はない」と解説する。

まず、私たちが音を聞き取る仕組み（図表3－23）から説明しよう。

耳は、入り口から鼓膜までの外耳、鼓膜の振動を伝える小さな骨がある中耳、さらに聴覚をつかさどる蝸牛《かぎゅう》や、平衡感覚に関わる三半規管、耳石器からなる内耳で構成されている。蝸牛には、音の振動を電気信号に変換して脳に伝える有毛細胞（片耳に約1万5000個ずつ存在）が並んでいる。

外耳からの音は、中耳を経由して内耳に到達し、蝸牛神経を通して脳に伝えられ音を感知する。

この経路のどこに障害が起きても難聴が生じる。外耳と中耳が悪い場合を「伝音難聴」、内耳、蝸牛神経、脳の障害によるものを「感音難聴」と呼び、合併した場合は「混合性難聴」という。

伝音難聴は、中耳炎や外耳道炎などで生じ、薬や手術で治るものが多い。高齢者では、耳垢《みみあか》が外耳道をふさぐ耳垢栓塞《せんそく》による難聴も見られる。

一方、感音難聴には急性と慢性があり、突発性難聴やメニエール病などによる急性の感音難聴は、早期の投薬が求められる。

加齢性難聴も感音難聴の一つだ。主に有毛細胞がダメージを受けて減少することで起きるが、蝸牛神経や脳の障害の可能性もある。薬では治らず、補聴器や人工内耳が必要になる。

なお、騒音も感音難聴の大きな危険因子である。ヘッドホンで大音量の音楽を長時間聴くようなことは避けたい。騒音職場では、耳栓の装着が求められる。

補聴器の微調整が不可欠

日本耳鼻咽喉科頭頸部外科学会は、ヒアリングフレイル（加齢に伴う聞こえの衰え）に対処するため「きこえ８０３０キャンペーン」を展開している。80歳で、ささやき声程度の30デシベルに対する聴力維持が目標で、補聴器の積極的な使用が推奨される。

補聴器は、内蔵されているマイクが感知した音を増幅して聴力を補う仕組みだ。箱型、耳かけ型、耳穴型に加え、耳の後ろの骨に小さなねじを埋め込んで取りつける骨伝導式のタイプもある。

かつては、音を大きくするだけのアナログ式だったが、拾った音を処理装置が分析して雑音を除去したり、音声の増幅などを周波数ごとに行ったりすることで、より聞き取りやすく改良したデジタル補聴器に進化した。最近はＡＩ導入の補聴器も登場している。

聞こえが悪いと感じたら、耳鼻咽喉科を受診して、どこに問題があるのかを診断してもらい、聴力検査を受けることが大切だ。

聞こえの改善に補聴器が必要な場合は、補聴器外来の言語聴覚士（国家資格）や認定補聴器専門店に勤務している認定補聴器技能者（民間資格）のアドバイスを受けながら、きちんと微調整してもらうことが不可欠だ。

補聴器による「新しい聞こえ」への順応は、メガネと違い時間がかかる。工教授は、「音量の調整に加え、言葉を正しく聞き取れるかどうかの語音検査を行い、納得いくまで調整してほしい」「最初は、入ってくる音をうるさく感じるが、1ヵ月ほどで少し慣れてくる。3ヵ月もすると、脳が補聴器の音に慣れるようになる」と話した。

さらに「日本の補聴器装着率は15％程度と、世界的に見てきわめて低い。早めに補聴器を使い、生活の質を落とさないようにしてほしい」とアドバイスした。フランスで行われた25年間にわたる大規模な疫学調査も、補聴器装用で認知機能低下を抑制できるとまとめている。

重度は人工内耳で

補聴器ではカバーできない重度の難聴には人工内耳が有効で、埋め込み手術が行われる。外部からの音に電極が反応して電気信号を発し、聴神経に伝えることで聴覚を確保する。近年は、残っている低音部の自分の聴力を活用する、補聴器と人工内耳とを組み合わせた新しいタイプの人工内耳も登場している。

信州大学医学部は人工内耳の研究・治療で全国的に知られる。工教授によると人工内耳の手術は全身麻酔で2時間程度。信州大学では年間35〜45件行っていて、最高年齢は90歳とのことだ。

コラム　聞き間違えやすい言葉に注意

難聴の人との会話は、周囲の雑音を避けて、やや大きい低めの声で、ゆっくり・はっきり話すように心がけたい。

母音に比べて高い音である子音から聞き取りにくくなり、か行、さ行、た行、は行の聞き間違いが多いとされる。

例えば、加藤さん／佐藤さん、工藤さん／須藤さん、1時《いちじ》／7時《しちじ》、白い／広い、魚《さかな》／高菜、笑う／洗う、誤る／早まる、電球／連休、最年長／最年少など、聞き間違いは数多いようだ。重要な用件などは、紙に書いて視覚情報と合わせて伝えるといいだろう。

15　高齢女性の36％に目まい

私たちの姿勢を調節する平衡機能の障害は、転倒→骨折に直結しやすく、生活の質の低下に結びつきかねない。寝たきりを防ぐうえからも、平衡機能フレイル（加齢に伴う衰え）対策が大きな課題になっている。

体のバランスは、視覚情報（目）、体性感覚（筋肉や関節など）、体の傾きや水平・垂直運動の加速度（内耳の耳石器）、体の回転運動（内耳の三半規管）の情報を、脳幹や小脳が処理・整理して、管制塔（大脳）に伝え制御することで保たれている。このシステムのミスマッチで起きるのが目まいだ。起因は耳の疾患が多いが、脳、循環器など多岐にわたる（図表3－24）。耳を中心に、高齢者の目まいを取り上げよう。

なぜ高齢者に多いのか

厚生労働省の国民生活基礎調査（2022年）によると、目まいの有訴者率は20・3％だが、65歳以上は30％と高齢者で明らかに高い。さらに男性は全体が12・5％、65歳以上が23％なのに対して、女性はそれぞれ27・6％、35・9％と顕著であり、高齢女性の3分の1以上が目まいを抱えていることになる。

なぜ高齢者に多いのか――。まず挙げられるのは、内耳の加齢変化だ。

私たちの内耳は、聴覚を担う蝸牛と、体のバランス維持に関わる耳石器、三半規管で構成されている（図表3－25）。耳石器と三半規管は迷路のようになっていて、二つを合わせて前庭器官と呼んでいる。

目まいを起こす主な疾患

耳に起因	・良性発作性頭位目まい症 ・メニエール病 ・前庭神経炎 ・突発性難聴 ・内耳炎
脳に起因	・椎骨脳底動脈循環不全 ・一過性の脳虚血発作 ・脳卒中（脳梗塞、脳出血など） ・脳腫瘍など
その他	・循環障害、低血圧、高血圧 ・ストレス、抑うつ、精神疾患 ・自律神経失調症

図表3-24　（工穣・信州大学教授の話を基に作成）

工《たくみ》穣《ゆたか》・信州大学医学部耳鼻咽喉科頭頸部外科教授は、「加齢に伴って、平衡感覚を電気信号に変換する（耳石器と三半規管の）有毛細胞の数が減少する。耳石の加齢変性、前庭神経節や前庭神経核の神経細胞数の減少も報告されている」と指摘。「これを、加齢性前庭障害と呼んでいる」と解説した。

高齢者の目まいを含む平衡障害には、さらに加齢に伴う脳や循環器疾患、精神障害、視力、認知能力の低下、筋肉・靱帯《じんたい》・関節などの運動器障害、睡眠障害、

平衡感覚に関わる耳の構造

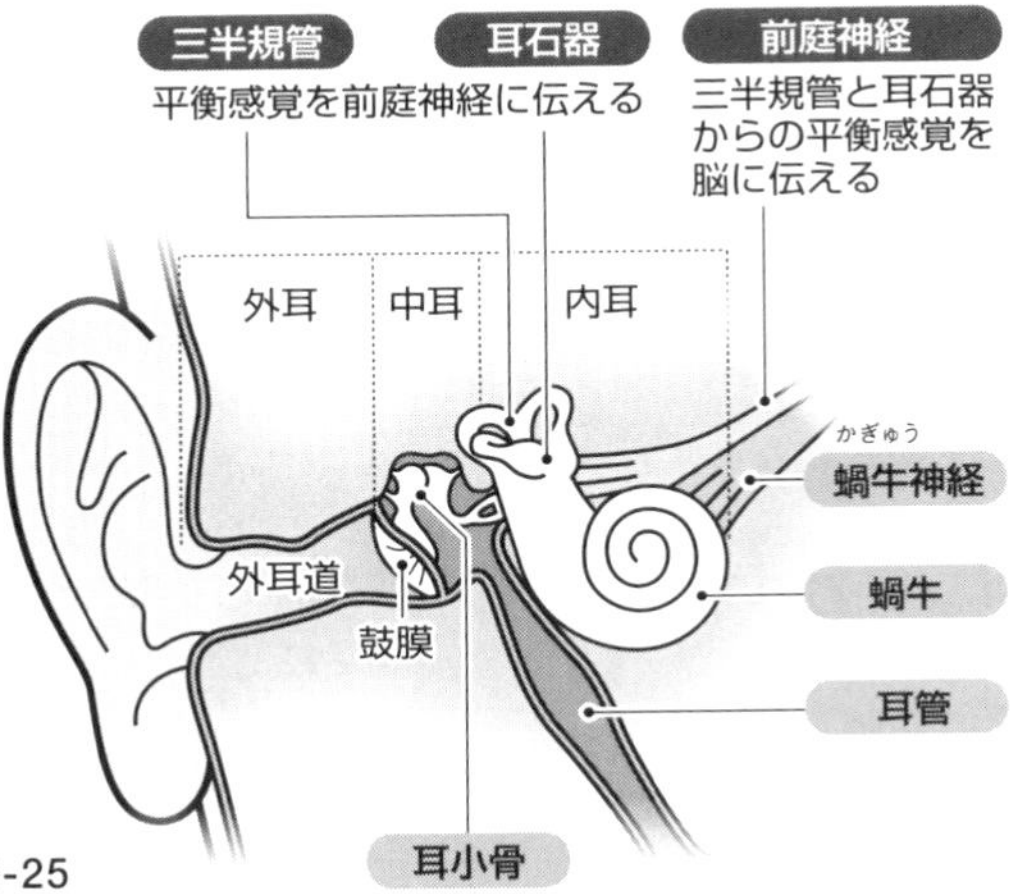

図表3-25

脱水など、多くの要因が関わっている。

一方、高齢女性に多い理由について工教授は、「閉経などによるホルモンバランスの崩れで、耳石が剥がれやすくなる」と説明してくれた。

目まいのタイプ

一口に目まいといっても、症状によっていくつかのタイプに分類される。背景にある原因（背景因子）をしっかり突き止め、診断することが求められる。

まず挙げられるのは「回転性の目まい」だ。安静にしていても、自分や周囲の天井、壁、景色などがグルグル回っているように感じるタイプである。

「浮動性の目まい」は、フワフワと体がふ

らつき、地に足が着かないような感覚がある。一方、体がグラグラするのが「動揺性目まい」だ。

目の前が真っ暗になるのが「眼前暗黒感」。立ちくらみが知られるが、循環器などの病気への注意が必要だ。

50代以降の女性に多い目まい

「良性発作性頭位目まい症」は、目まいの代表的な疾患で50歳代以降の女性に多い。寝返りを打つ、洗濯物を干そうと上を向く、靴のひもを結ぼうとかがむなど、特定の姿勢を取った時に一時的な回転性の目まいが起きる。激しい目まいが多いが、一過性であり耳鳴りや難聴などの症状は見られない。

剝がれた耳石が三半規管に入り込んで、リンパ液を浮遊することで生じる。治療は、頭や体を動かし耳石を元の位置に戻す「目まい体操」を行う。

また激しい回転性の目まいが起こり、難聴や耳鳴り、吐き気なども伴う「メニエール病」も、「目まいの疾患」として知られる。

内耳にリンパ液が過剰にたまることが原因で、目まいは数十分〜数時間続く。ほとんどがくりかえし起こる。放置せず、きちんと治療することが求められる。

「前庭神経炎」は、内耳から脳へ情報を伝える前庭神経（図表3－25）の炎症による。発症前に風邪の症状がある患者が多いことから、ウイルス感染が疑われるが明らかではない。激しい回転性の目まいが特徴で、救急車で病院に搬送されるケースも少なくない。吐き気や嘔吐《おうと》を伴うことがあるが、難聴や耳鳴りは起きない。治療は薬剤投与、点滴で、慢性期には理学療法（リハビリ）も行う。

「突発性難聴」は前触れもなく片耳の聴力が低下する疾患だ。小児から高齢者まで幅広く、目まい、耳鳴り、耳が詰まっているような感覚を伴うことがある。

1週間程度以内に適切な治療を開始すれば完治する可能性があるが、遅れると治療成績は低下する。難聴や耳鳴りなどの後遺症が残ることから、早急な対応がきわめて重要である。

中枢症状は救急外来へ

目まいを感じたらどこを受診したらいいのだろうか。

工教授は、「四肢や顔面神経麻痺《まひ》、激しい頭痛、しゃべれないなどの中枢症状がある場合は、総合病院の救急外来を受診してほしい。それ以外は、まずは耳鼻咽喉科へ」とアドバイスした。

16 体の修復や機能も向上させる睡眠のメカニズム

総務省の社会生活基本調査によると、日本人の平均睡眠時間は7時間54分（2021年）。私たちは1日のおよそ3分の1を寝て過ごしている。睡眠は「ただいま休息中」のイメージが強い。だが、受動的な休息（疲労回復）にとどまらず、消耗した組織や臓器の修復に加え機能向上も行うきわめて重要な生理システムであり、決して無駄な時間ではない。

一方、「眠れない」との有訴者率は29・6％で、65歳以上では47・6％と高齢者で明らかに高い（22年厚生労働省「国民生活基礎調査」）。だが、一般的に睡眠に対する医学的な理解は十分とはいえず、この数字の背景には「シニアの睡眠力」に対する誤解もあるようだ。睡眠をめぐる話題を取り上げる。まずは眠りのメカニズムから始めたい。

脳の連続運転防止

ヒトは、進化の過程で心と体の司令塔である脳が巨大化し、万物の霊長の地位を得た。

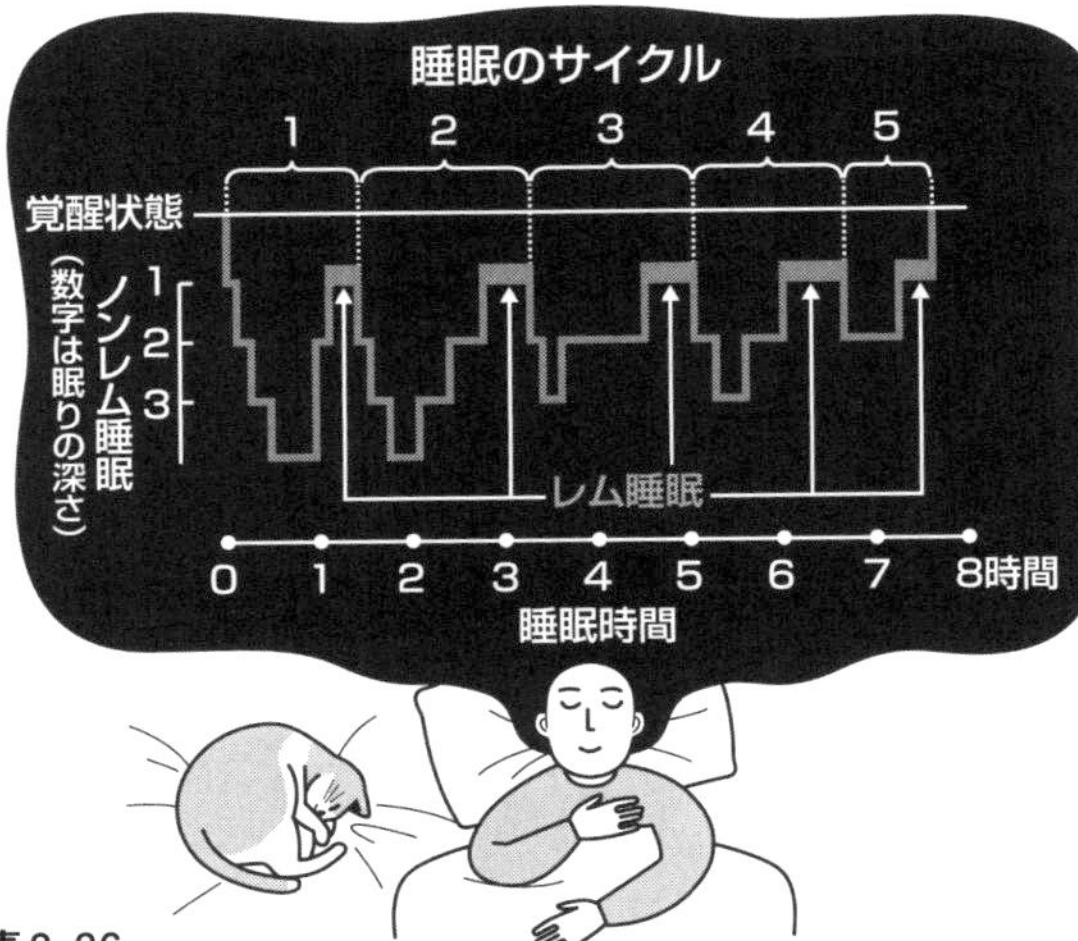

図表3-26

国立精神・神経医療研究センター精神保健研究所睡眠・覚醒障害研究部の栗山健一部長（精神医学）は、「睡眠が休ませるべき最も重要な臓器は脳」と強調した。「脳は、非常に多くの機能を持っている。呼吸を続けるためにも、脳が止まってしまったら大変なことになる」（栗山部長）ため、連続運転にブレーキをかける睡眠の意義は大きい。

睡眠の〝能動的なシステム〟も知っておきたい。

「寝る子は育つ」といわれるが、これには「寝入りばなの深い眠り（ノンレム睡眠）中に、成長ホルモンの分泌が高まる」という科学的根拠がある（図表3－26）。

成長ホルモンは単に子どもだけでなく、大人にとっても重要な役割を持っている。

栗山部長は、「糖や脂肪などの代謝調整、タンパク質合成などの物質代謝促進、免疫や認知機能の維持、骨や筋肉の質量アップなどに関与している」と解説、「トレーニング後にしっかり睡眠を取ることが、運動選手の筋力アップ、スキルアップ（能力向上）につながることが確かめられている」と話した。

レム睡眠とノンレム睡眠

睡眠には、脳の活動水準が高いレベルにあるレム睡眠と、脳全体の活動が低下しているノンレム睡眠がある。

レム睡眠は、筋肉の緊張を緩めて体を動かさないようにする「体の眠り」だ。ウトウトした状態にあり、まぶたの下で目玉がキョロキョロ動き、夢を見ていることが多い。

一方のノンレム睡眠は、脳のオーバーヒートを防ぐための「脳の眠り」である。前述したように成長ホルモンはノンレム睡眠時に分泌され、大人にとっても大切な役割を担っている。

一晩の眠りは、まずノンレム睡眠から始まり、ノンレム睡眠とレム睡眠が一組になって約90分の周期を描いて数回くりかえされる（図表3－26）。

体内時計を24時間に調整できないと……

睡眠・覚醒は、ホルモン分泌、体温や自律神経の変化とともに、体内時計によって1日24時間のリズムを描き動いている。だが、生体時計が生み出すリズムの周期は24時間よりも少し長い。

このリズムには個人差が見られ、平均的長さも諸説あるのだが、米国の睡眠科学者マシュー・ウォーカーは、著書『睡眠こそ最強の解決策である』（SBクリエイティブ）の中で、「人間の大人の体内時計は、平均して24時間と15分の長さで1日のリズムを刻んでいるということがわかっている」と記している。

私たちは、無意識のうちに体内時計を24時間に調整（同調）して生活している。同調に障害が起きると体内時計が刻む「リズムの中の時間位置（位相）」は、どんどん後ろにずれていってしまう。

最も大きな同調因子は光だ。朝に太陽の光を浴びることで体内時計のリズムは前に動いて、24時間にリセットされる。太陽光のほか、24時間を1日とする社会の動きからの刺激、食事などの規則正しい生活、運動も同調因子だ。

一方、代表的な睡眠・覚醒リズム障害である睡眠相後退障害は、生体リズムが後ろにずれたまま固定してしまった疾患で若い人に多い。寝る時間が遅れ、起きる時間も遅くなることから、学業や社会生活に支障が出る。

高齢者は逆に位相が前にずれがちなことから、睡眠相前進障害が目につく。高齢者の睡眠障害は追って詳しく取り上げる。

時差ボケも、睡眠・覚醒のリズム障害の一つだ。ジェット機で一気に時差が大きい地域に移動すると、現地の時間と生体リズムが刻む時計にずれが生じる。体調不良が起きるのは、時間生物学的見地から当然のことである。

コラム　左右の脳を交互に眠らせる動物も

睡眠科学が専門だった井上昌次郎・東京医科歯科大学名誉教授（故人）に、「イルカは、脳の左半球と右半球を交互に眠らせているんですよ」と聞いてびっくりした。30年も前のことである。

半球睡眠といわれるもので、1977年にモスクワ大学の学者が報告したのが最初とされる。

イルカは水中生活をしているが、肺呼吸だ。時々水面に「鼻」を出して呼吸する必要があり、水中で白河夜船とはいかない。

右脳が睡眠状態になると左目を閉じ、左脳が睡眠状態になると右目を閉じる姿が、日本の水族館でも観察されている。

オットセイも、水中で眠るときは半球睡眠だ。しかし、陸上では両半球ともに睡眠状態になる。

また、グンカンドリなどの渡り鳥も半球睡眠を取りながら飛び続けていて、寝ている反対側の目を開いているとのことだ。

17 眠りをそれほど必要としていない高齢者

加齢に伴って、実際の睡眠の時間や内容が大きく変化することが医学的に突き止められている。

深い眠りが減少

図表3－27を見ると、歳を重ねるとともに睡眠時間が大きく減っていく様子がよくわか

年齢別の睡眠時間と睡眠の内容

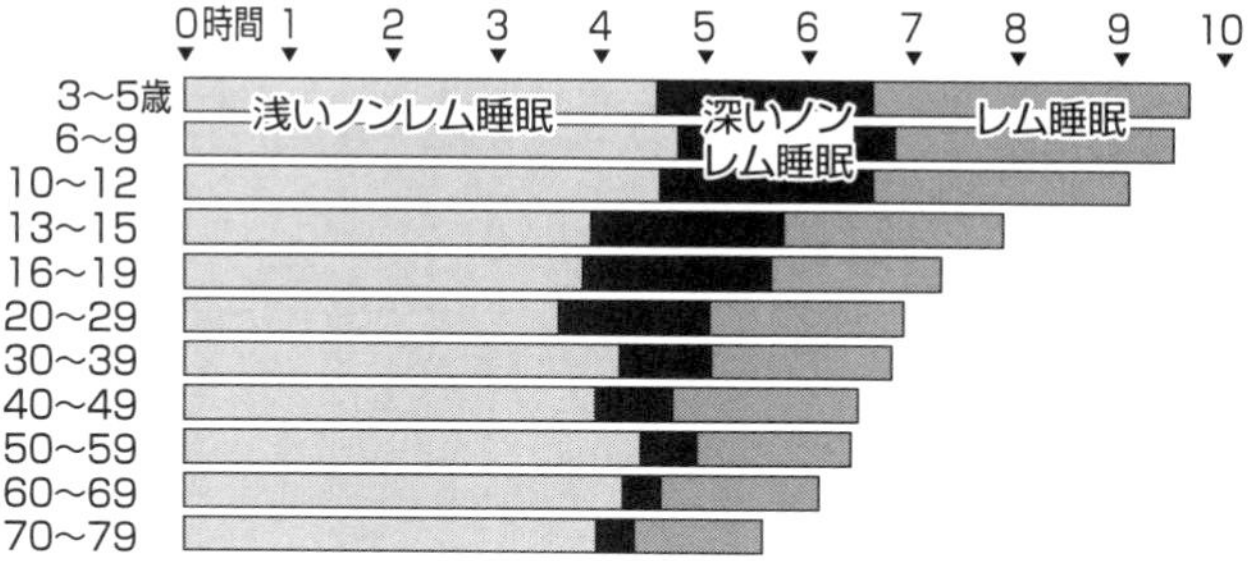

図表3-27　（厚生労働省のe-ヘルスネットを基に作成）

る。高齢者に顕著で、60〜69歳の睡眠時間は6時間余りになり、70〜79歳では5時間半程度にまで落ちている。

歳を取れば、若い頃に比べて活動量も基礎代謝量も減少する。細胞などの代謝自体も減ることから、短い睡眠時間で「事足りる」と考えるのは自然であろう。

国立精神・神経医療研究センター精神保健研究所の栗山健一部長らの調査では、若い人では睡眠時間が6時間を切ると健康を害する危険性が有意に高まるが、高齢者では6時間を切っても健康リスクが上がらないことがわかっている。

むしろ、「高齢者にとって8時間以上の睡眠は、睡眠の質が低下する。（病人でない限り）8時間以上睡眠を取ろうと床で過ごすことは健康に良くない」と栗山部長は言う。「若い人はよく寝てほしい、高齢者はさほど眠りを必要としていない――ということです」

睡眠の内容に目を移すと、脳を休息させ生体機能も整える働きを持つノンレム睡眠のうち、「浅いノンレム睡眠」はそう変化しないが、「深いノンレム睡眠」は60・70歳代では大きく減少している（図表3－27）。

栗山部長は、「覚醒と睡眠の変動の大きさ（振幅の波）が、加齢とともに小さくなり、眠りは浅くなる。昼間に眠気を感じる時間が増えるにもかかわらず、睡眠量は減ってくる」と解説した。

このような睡眠状況の変化が、高齢者の「睡眠への不安・不満」にもつながっているようだ。さらに高齢者は、さまざまな体調不良を抱えがちだ。「体調が悪いのは、よく眠れていないからだろう」との思いや、「健康には、十分な睡眠が欠かせない」といった強迫感を持っているお年寄りも目につく。

寝床に居る時間と実際の睡眠時間を近づける

だが、栗山部長は「高齢者は（生理的に長く寝なくてもいいので）躍起になって寝る必要はないという前提で考えるべきだ」とアドバイスする。「長く寝ようとすることに問題がある」と指摘した。

確かに、高齢者は前述のように睡眠時間が短くなるのだが、「寝床に居る時間」は、逆に

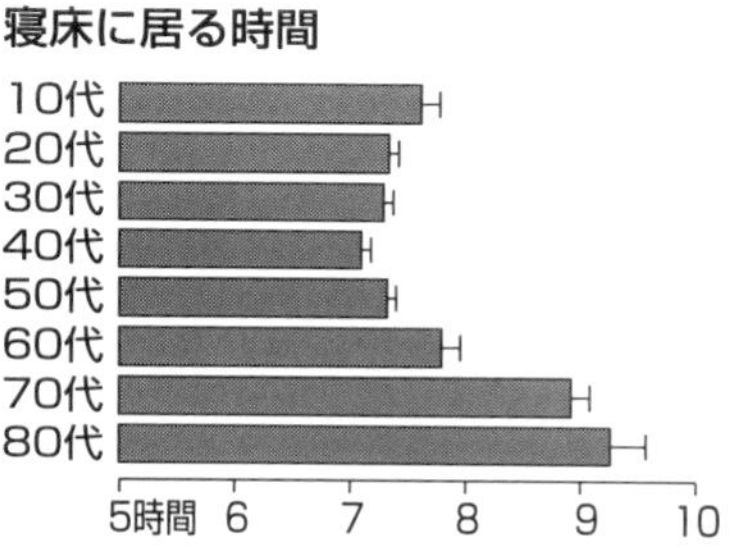

図表3-28

（厚生労働省のe-ヘルスネットを基に作成）

若い世代より長くなっている（図表3－28）。

眠れないまま寝床でウトウト……は、睡眠の質と満足度の低下につながる。寝床に居る時間を、実際の睡眠時間に近づけることが求められるのだ。

定年退職したり、子育てなどから解放されたりした高齢者は、睡眠に多くの時間を割ける余裕が出てくる。体自体は、そう眠りを必要としていないにもかかわらず、長く寝ようとする傾向が強くなり「実際は6時間しか寝ていないが、寝床には8時間も居る」といったケースが増えるとのことだ。

特に現役時代に仕事に没頭していた人は、仕事以外での交友関係や趣味に乏しい傾向がある。退職後にやることがなくなってしまい、「寝ること」に時間を費やすという構造になりがちだ。

良い睡眠を得るためには、運動や趣味、社会的交流など日中の活動量を増やすアクティブ・ライフが求められる。だが、長く寝床に居れば、昼間の活動時間にしわ寄せが及んでしまう悪循環に陥る。

女性にとって睡眠トラブルは、更年期障害が起きる時期や、子育てなどの家庭内の役割が一段落したタイミングに重なりがちとのことで、〝悩み〟の時期は男性より若干早く生じるようだ。

誤認による「不足」も

また栗山部長は、一般的に「自分が眠っていると思っている時間」と「実際に寝ている時間（脳波計や活動計による客観的な時間）」にズレがあり、高齢者ではこのギャップが大きいとも指摘する。

高齢者では、実際に6時間しか眠っていないのだが、7〜8時間寝ていると思っている人が多いとされ、これが前述の「寝床に居る時間の過剰」に関連しているとのことだ。

一方、実際は6時間寝ているものの、4〜5時間しか眠っていないと感じて悩む人も存在し、逆説性不眠と呼ばれている。「寝なければ、寝なければ……」と思っている人ほど、こうした誤認を起こしがちで、不眠症に陥りやすい。

睡眠障害と対応は追って取り上げるが、栗山部長は「実際に必要とされる睡眠時間に基づいて、自分自身で睡眠・覚醒のスケジュールをしっかり立てることが必要」と話している。

コラム　人種間で睡眠時間の差はなし？

ＯＥＣＤ（経済協力開発機構）の調査（２０２１年）によると、日本人の睡眠時間は7時間22分で、加盟国のうちの33ヵ国で最も短い。平均は8時間28分で、1時間ほどの差がある。

ただ、「寝床に居る時間と実際に寝て居る時間が区別されているか」などに問題が残るとされ、栗山部長は「各国の睡眠時間は、文化や生活スタイルの影響を受けがちで、人種そのものによる差は、あまりないと思われる」としている。

米国の調査では、黒人の睡眠時間は少し短く、それ以外の人種間ではさほど差がない——という報告がある。さらに収入や居住地など生活環境の違いで補正をかけると、差はほとんどなくなるとされる。

「経済的困窮者は睡眠時間が少ない傾向は、日本人の間でもいえることで注意喚起が必要」と栗山部長は指摘した。

また、「日本は、通勤時間の長さが睡眠時間を短くしている可能性がある」と語り、「通勤電車の中での居眠りを入れればトントン？」と単純に比較することの難しさにも触れた。

18　入眠困難、中途覚醒——不眠の悩み

睡眠は、誰もが毎日経験するきわめて身近なものだが、不眠の悩みを抱える人は多く、その内容も多様だ（図表3－29）。特に高齢者のおよそ半数が「眠れない」と訴えている（厚生労働省「国民生活基礎調査」）ことから、良い眠りの確保は現代人の大きな課題である。

寝酒は睡眠の質を低下させる

なかなか寝つけずに、寝床の中でもんもんとする「入眠困難」は、緊張や不安などストレスの影響が強い。スムーズに眠れなかった経験が、入眠困難を悪化させるケースもあるので、「眠れないのでは……」と心配しないことだ。「何とか眠らなければ……」と努力しないようリラックスしたい。

必要以上に早く寝ようとせず、眠くなってから寝間着に着替え〝就寝モード〟にして寝床に入るようにする。国立精神・神経医療研究センターの栗山健一部長は、「しばらく寝

つけなかったら、いったん床を離れて気分転換をするといい」とアドバイスした。

入眠は体の深部体温の低下と連動していることから、入浴後に体温が下がると眠気が訪れる。寝る直前ではなく、少し前にぬるい湯にゆっくり入り温まることが、スムーズな眠りにつながる。

温泉保養地医学で知られた阿岸祐幸・北海道大学名誉教授（故人）に、「ぬるい湯は、副交感神経を刺激して気分を和らげる効果もあり入眠につながる。熱い湯は、交感神経を刺激し、体をシャキッとさせることから（入眠には）逆効果」と聞いたことが思い出される。

栗山部長は、「むずむず脚症候群は、入眠を妨げる疾患」と話してくれた。主に下肢に、むずむず感、虫がはうような感覚、痛み、かゆみなどの不快な感覚が出現して、寝つきが妨げられる。ドーパミン（神経伝達物質）の働きを助ける薬剤が有効である。

眠るために酒の力を借りる寝酒は良くない。「寝つきにつながるが、睡眠の質が低下し、中途覚醒も増える。飲酒量がだんだん増えて、アルコール依存症に陥るケー

不眠症状や背景にある病気

- なかなか寝つけない（入眠困難）
- 夜中によく目が覚める（中途覚醒）
- 朝早く目が覚め、寝つけない（早朝覚醒）

- 睡眠覚醒リズム障害
（睡眠相後退障害、睡眠相前進障害、非24時間睡眠覚醒リズム障害、時差ボケ）
- 睡眠を妨げる病気
（うつ病、閉塞性睡眠時無呼吸、むずむず脚症候群、周期性四肢運動障害）

図表3-29

スが後を絶たない」と、長野大学客員教授の小泉典章医師は注意を促した。

前述したように、運動や趣味、社会的交流などの日中の活動が良い睡眠をもたらす。また、照明、温度・湿度、音など睡眠環境への配慮も必要だ。

侮れぬ無呼吸症候群

睡眠の途中で目が覚める中途覚醒は、中高年に多い。加齢に伴い眠りが浅くなる、トイレが近くなるなどの生理的変化の影響が大きい。さらに、頻尿を招く前立腺肥大症や、女性に多い過活動膀胱《ぼうこう》、睡眠中に一時的に呼吸が止まったり浅くなったりする閉塞性《へいそくせい》睡眠時無呼吸（睡眠時無呼吸症候群）、周期性四肢運動障害、皮膚のかゆみ、呼吸器疾患などへの対応が求められる。

ことに閉塞性睡眠時無呼吸は睡眠が何度も中断し、睡眠の質が著しく低下するうえ、高血圧、心疾患、脳卒中、糖尿病などの合併症につながることから侮れない。

周期性四肢運動障害は、睡眠中に主に下肢の筋肉が急速に収縮して弛緩《しかん》することから深い眠りが妨げられる。治療には、むずむず脚症候群同様、ドーパミンの働きを助ける薬剤を使う。

うつ病は、「入眠困難、中途覚醒、早朝覚醒などの不眠症状を伴う一方、過眠になるケースも見られる」と小泉医師は指摘する。「老年期うつ病という言葉があるだけに、きちんと対応する必要がある」と訴えた。

また、高齢者は、総じて早寝早起きだ。体内時計（生体リズム）の加齢変化によって、1日のリズムの位置（位相）が前にずれることで、それ自体は病気ではない。朝早く起きて再び寝つけないようなら、寝床から出て朝の時間を有意義に使いたい。

ただ、極端な早朝覚醒の悩み（睡眠相前進障害）は、睡眠に詳しい医療機関に相談するといいだろう。

睡眠薬、冷静な服用を

不眠症に用いられている睡眠薬は、3種類に大別される。

一つ目は、脳内の神経伝達物質ギャバに働き、不安を和らげ眠りをもたらすもので、ベンゾジアゼピン系と非ベンゾジアゼピン系がある。二つ目は眠りを引き起こすホルモン「メラトニン」に働くメラトニン受容体作動薬。さらに近年、覚醒に必要な脳内物質「オレキシン」の働きにブレーキをかけるオレキシン受容体拮抗《きっこう》薬が登場している。

薬が効いている時間にも違いがあり、作用時間が短いタイプは、睡眠導入（入眠）に使われる。一方、作用時間が中程度、あるいは長いタイプは、睡眠の維持を中心に用いられる。

睡眠薬について栗山部長は、「必要性を冷静に見極めてから服用すべき」と強調する。「6時間寝ている人が、8時間寝ようとして『眠れない』と訴えるような投与不要のケースをきちんとチェックすべきだ」と語った。

睡眠に詳しい長野県内のベテラン精神科医も、「効用を否定するつもりはないが、現場の医師が安易に処方する傾向があることは否めない」と、上手な使用を訴えている。さらに「ベンゾジアゼピン系の睡眠薬は効きがいいのだが、依存性などがあることから、漫然と投与するのは問題がある」と指摘した。

コラム 短眠者・長眠者も存在

睡眠時間の長さは年齢や生活環境によって異なるが、いわゆる短眠者（ナポレオン、エジソンら）と長眠者（アインシュタイン、大鵬ら）が見られる。

栗山部長は、「長眠者は、（昼間の）活動時間が短くなって社会的支障が出がちなため、成人では国際的に10時間以上を長時間睡眠者としている。だが、短眠者については特に規定はない」と説明した。また、〝自称短眠者〟は、昼間寝ている、休日などに長時間寝ているなどのケースがあることから、「真の短眠者はかなり少数」（栗山部長）とされる。

睡眠時間の長短について、遺伝的要素があるとの記述が見られ、カリフォルニア大学サンフランシスコ校（米国）のグループが短眠の遺伝子の存在を報告している。

栗山部長は、「一部の短眠者については、遺伝子の関わりが指摘されているのは確かだが、短眠者の健康の見通しに関してはほとんどわかっていない」と慎重に話した。

一方、朝型（早寝早起き）・夜型（遅寝遅起き）といった睡眠のタイプは、「クロノタイプ」と呼ばれる。生体リズムの個人差で、遺伝子が関わっているとされる。

だが、クロノタイプは年齢によって変化もする。思春期などの年齢層では夜型に、高齢者では朝型に傾く傾向がある。

19　かゆみと乾皮症

かゆみは痛みとは異なり、一種独特のつらさがある。かゆみの原因は多様だが、高齢者では肌の保湿力が低下する「乾皮症」によるケースが目につく。

奥山隆平・信州大学医学部皮膚科学教室教授（医学部長、皮膚腫瘍学、炎症性皮膚疾患）は、

「皮膚表面の電気の流れ方から、水分量が把握できる。空気が乾燥していて、汗をかくことも少ない冬場は、ほとんどの高齢者の皮膚は、乾燥状態にある」と語った。

かゆみは、物事に集中できない、眠れないなど生活の質（QOL）に大きく関わる。乾皮症について、奥山教授に聞いた。

保湿とバリアー機能

肌の表面にある角層は、角層細胞と天然保湿因子を含む角層細胞間脂質で成り立っている。奥山教授によると、角層を覆う皮脂膜も角層細胞間脂質の一部で、角層細胞が煉瓦《れんが》、角層細胞間脂質はモルタル（セメント）にたとえられる。角層1枚は0・001〜0・002ミリときわめて薄く、顔や首などは10〜20層、手のひらや足の裏などは50層以上が重なって構成されている。新陳代謝により垢《あか》となって剝がれ、約28日で入れ替わる。

角層は皮膚のベールであり、みずみずしさ、柔軟性を維持する「保湿機能」と、外部からの異物・刺激要因を防ぐ「バリアー機能」を併せ持っている。老人性乾皮症という言葉があるように、乾皮症は加齢などが原因で発症する。

知覚線維が伸び過敏に

肌の乾燥で、かゆみが生じるのはなぜなのか？　奥山教授は、「皮膚が乾燥すると、かゆみを伝える神経が真皮の中から皮膚表面に向けて伸びてくるため、知覚が過敏になる」と説明した。

また、襟足、肩、肩甲骨周辺、腰、すねなどの乾燥した部分が、下着や衣服、ベルトなどでこすれると、かゆみを誘発する。刺激が少なく、肌触りがいい下着を選ぶことが大切だ。「柔らかく、保温、保湿、通気性がある綿製品の下着が望ましい」と奥山教授はアドバイスしている。

かゆみの悪循環には、注意が必要だ。かゆいと、ついついかいてしまう。かきむしることによって、皮膚のバリアー機能が崩壊して炎症（湿疹）が起き、乾燥肌に炎症が加わった皮脂欠乏性湿疹（乾皮症性湿疹）と呼ばれる症状になり、さらにかゆみが強まる。

湿疹化した場合には

乾皮症の治療は、保湿剤の塗布が第1選択だ。角層に人工的な膜を作って、保湿とバリアー装置を形成し、過敏になっている神経線維を改善する。医師の処方のほか、ヘパリン、セラミド、尿素などを含む市販の軟膏《なんこう》、ローション、クリームなど多くの種類がある。

「風呂上がりの5～10分後、肌に潤いが残り、汗が止まった段階で塗る」「熱すぎる風呂は刺激になるので避け、適温の湯にゆっくり入るといい」と奥山教授は話す。

　保湿剤は副作用が少なく、安心して使えるが、炎症を抑える作用は乏しいことから、湿疹化した場合は外用ステロイド薬を塗布する。ステロイド薬は、効果の強弱によって五つのランクに分けられる。「ステロイドは怖い――といったイメージが強いが、炎症がある場合はきちんと用いるべきだ」と奥山教授は言う。

　長いこと顔に塗布すると、赤ら顔になる。また、長期間使用すると皮膚が薄くなるので、首など皮膚の薄い部位は注意が必要とのことだが、「怖いから塗らない、効くからずっと使う――ではなく、上手に使いたい。それには、きちんとしたコーチ（医師）が必要」と奥山教授は訴えた。

　保湿剤、ステロイド薬の塗布量は、多すぎても少なすぎてもいけない。チューブから出した薬の量が「人さし指の先端から第1関節まで」（ワンフィンガーチップユニット）が手のひら2枚分くらいの面積、あるいは塗った後にティッシュを貼りつけて落ちない程度が適量とのことだ。

「塗布量は、一般的に少ない傾向がある。ことにステロイドは怖いとの意識から薄くなりがちだ。心持ち厚めに塗ってほしい」と奥山教授。また、薬は塗った部分の濃度の勾配によって皮膚の中に入っていくので、あまり擦り込む必要はない。擦り込みすぎると、刺激でかゆみが増すことがある、とアドバイスした。

飲み薬として抗ヒスタミン薬を用いることもあるが、乾皮症に対しては、柱になる薬剤ではない。

皮膚以外の原因も

このほか、日頃から気をつけたい、いくつかのスキンケアがある。乾燥肌の予防にも、保湿剤を上手に使いたい。

入浴での体の洗いすぎは、皮膚のバリアー崩壊につながりかねない。奥山教授は、「脇の下や股間などのくぼみは、せっけんやボディーシャンプーを泡立てて洗うといいが、それ以外の部分はせっけんタオルで毎回ゴシゴシ強く洗う必要はない。ことにナイロンタオルは避けてほしい」と話した。

順天堂大学の順天堂かゆみ研究センターの2氏による『かゆみをなくすための正しい知識』(毎日新聞出版)は、「ストレスは、神経終末からかゆみ伝達物質の神経ペプチド(サブスタンスP)を放出してかゆみを起こすことが報告され

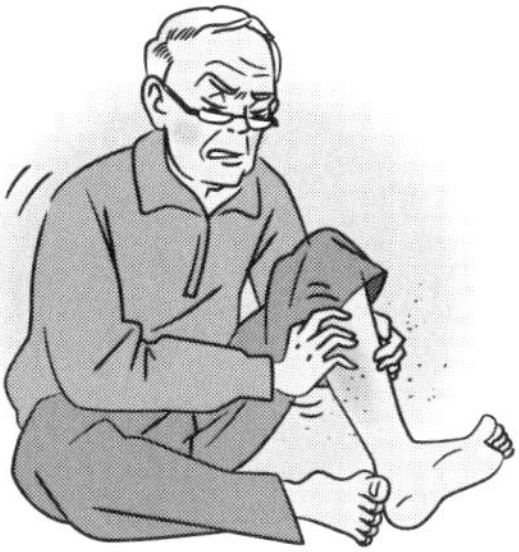

図表3-30

ています」と記している。過度のストレスを解消することは、かゆみに限らず大きな課題である。

一方、腎疾患、肝臓病、糖尿病、甲状腺機能亢進症《こうしんしょう》など、皮膚に異常がなくてもかゆみを引き起こす疾患があるので、乾皮症との鑑別診断が求められる。

20 歯を失う原因1位の歯周病

老いを豊かに過ごすために、心身機能の衰え「フレイル」への対応がクローズアップされる中で、咀嚼《そしゃく》などの口腔《こうくう》機能の衰え「オーラルフレイル」にも注目が集まっている。

公益財団法人８０２０推進財団によると、歯を失う原因の1位は歯周病で37%、次いで虫歯が29%だ（２０１８年）。ことに歯周病の有病率は、加齢に伴って増えていく。歯は、食べ物を噛《か》み砕いて体に取り込む重要な「栄養器」で、健康維持に欠かせない存在だ。

「歯なしにならないための話」を展開しよう。

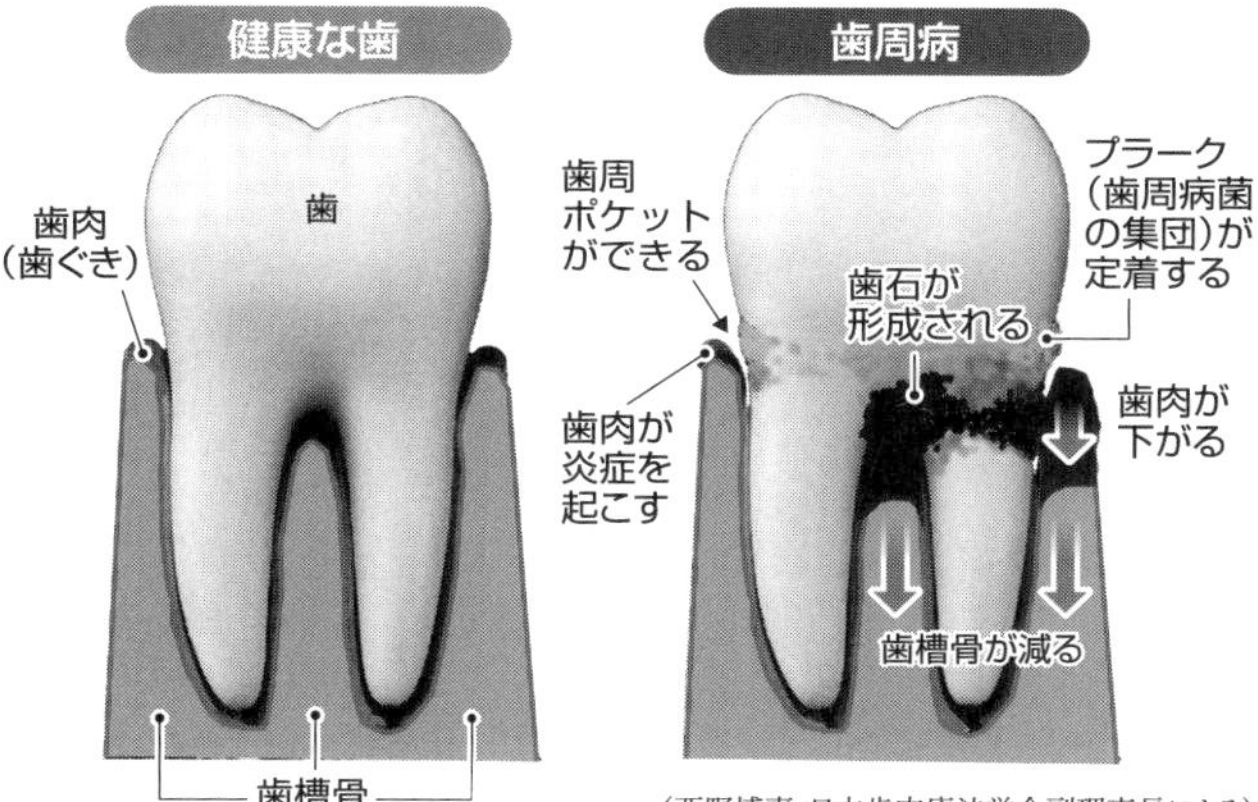

（西野博喜・日本歯内療法学会副理事長による）

図表3-31

プラークが引き金

歯周病は虫歯と異なり、歯を支えている歯周組織（歯肉、セメント質、歯根膜、歯槽骨）に生じる感染による炎症性疾患だ（図表3－31）。

日本歯内療法学会の西野博喜副理事長（歯科医師）によると、私たちの口の中には数百種類の細菌がすみついていて、歯周病はこれら細菌が作り出す「プラーク（歯垢《しこう》）」が発症の引き金になる。

西野副理事長は、「プラークは、水に溶けにくいネバネバした膜（バイオフィルム）で、歯の表面に付着して細菌の温床になる」と解説する。さらに「多数ある歯周病菌のほとんどは空気が苦手な嫌気性菌。空気が少ない歯と歯肉の隙間でプラークを作る。これが唾液のミネラル成分によって『歯石』と呼ばれる固い細菌の塊に変化する」と話した。

症状のないまま進行

歯周病菌は歯ぐき（歯肉）の炎症「歯肉炎」を引き起こす。歯肉炎が進行すると、歯と歯肉の隙間に「歯周ポケット」という溝が形成される。歯周ポケットに歯周病菌が入り込むと、歯周炎を発症する。歯槽骨が溶け、歯がグラグラして抜けてしまうことも起きる（図表3－31）。

歯周病は、炎症による膿《うみ》も出ることから、かつては歯槽膿漏《しそうのうろう》と呼ばれていた。

歯周病の初期は自覚症状に乏しく、症状のないままに進行するケースが目につく。歯肉の腫《は》れ、歯磨き時の出血、歯がぐらつく、口臭がある、口の中がネバつく、歯の間に食べ物が挟まる、（歯肉が下がり）歯が長くなったようだ――などに注意が必要だ。

歯周病の診断はプローブと呼ばれる針状の金属製の器具を歯周ポケットに挿入する方法で行う。歯周ポケットの深さが4ミリ以上あったり、出血したりすれば歯周病と判断される。「炎症を起こしている歯肉ではプローブが深く入り出血する。一方、健全な歯肉ではプローブは浅い部分で止まり、出血も起きない」と西野副理事長は解説した。

プラークと食べかすでは歯磨きの仕方が変わる

歯周病の予防は、プラークの付着を防ぐことであり、歯磨きによるセルフケアが欠かせない。歯間ブラシ、デンタルフロス（糸式ようじ）も有効だ。なお、たばこは大きな危険因子である。

歯磨きについて西野副理事長は、「プラークと食べかすでは、掃除（歯磨き）の仕方が異なるので、区別をしてほしい」と切り出した。歯面（歯の表面）に定着しているプラーク落としは、時間をかけ、歯面全体をなでるように丁寧に磨く。ただ、プラークは形成に18時間ほどかかるため、1日1回で十分とのことだ。

一方、歯面に接着していない食べかすは、食後に数秒間、ほうきで掃くようにサッサと取り除けばよく、つまようじもある程度の効果があるそうだ。

口内の殺菌に用いられる洗口液は、歯磨き後に用いる。プラークの中にいる細菌集団は、自らを守るためバリアー（防護壁）を作っていることから、歯磨きでバリアーを壊す必要があるためだ。

ところで歯石は、気をつけてブラッシングをしていてもできてしまうので、定期的に歯科を受診して取り除く必要がある。歯石の付着程度は人さまざまであり、定期健診はかかりつけ医の判断による。西野副理事長の診療所では、1年に1〜4回程度と、個々人でかなり開きがあるそうだ。

治療は、正しい歯磨きの指導と歯石の除去が基本。歯周病菌の巣窟である歯周ポケットの清掃は重要であり、歯ぐきを切開するケースもある。歯の嚙み合わせの調整や、プラークが付着しやすい「歯のかぶせ物」の点検も行う。

抜歯は、歯がグラグラして嚙むことができない場合や、機能が失われて歯周病の進行が止まらない場合に行う。

なお、西野副理事長は「歯周病の治療は、進行を止めることがゴール」と語り、治療後のセルフケア（丁寧な歯磨き）、定期健診（歯石除去）などメンテナンスの重要性を訴えた。

コラム　糖尿病など全身疾患と関連も

歯周病は、糖尿病を筆頭にさまざまな全身疾患との関連が指摘されている。厚生労働省のe－ヘルスネットは、「エビデンスが十分ではないものもありますが」として、心疾患や慢性腎臓病、呼吸器疾患、骨粗しょう症、関節リウマチ、悪性新生物、早産・低体重児出産などを挙げている。このほかに、誤嚥《ごえん》性肺炎との関わりの報告もある。

歯周病と糖尿病の関連は、エビデンスが高いとされ、両者の負のサイクルが指摘されている。

歯周病によって分泌されるサイトカイン（炎症性物質）は血糖値を下げるインスリンの働きを抑制するため、血糖値が上昇して糖尿病を悪化させる。一方、糖尿病による免疫機能低下が、歯周病の感染促進と症状悪化を招くという悪循環だ。両者は、お互いに手をつないで走っているような、負のスパイラル関係にあるといえよう。

21 食生活の欧米化……前立腺肥大症のメカニズム

おしっこの出が悪い（排尿困難）、残尿感がある、おしっこが近い（頻尿）、就寝中に何度もトイレに起きる（夜間頻尿）、突然の尿意（尿意切迫感）、尿が漏れる……。前立腺肥大症は、日常生活に支障を及ぼす男性特有の疾患だ。高齢者に多いのが特徴だが、「歳のせいだから」と我慢せずに生活の質向上を考えたい。

男性ホルモンの変化が原因

前立腺は、膀胱《ぼうこう》の出口をぐるりと取り囲むように存在しているクルミほどの大きさの臓器だ。中心部を尿道が貫いていて、精液の一部である前立腺液を分泌している（図表3－32）。前立腺が肥大して尿道が圧迫され、排尿や膀胱の機能に影響が出るのが前立腺肥大症である。障害として、「排尿症状」「蓄尿症状」が見られる（図表3－33）。

明らかな危険因子は加齢で、国民生活基礎調査（2022年）によると前立腺肥大症の通院者率は、全体では29・8％だが65歳以上では88・6％に上っている。

長野赤十字病院泌尿器科の天野俊康医師（男性更年期障害、男性不妊）は、「男性ホルモン（テストステロン）の変化が原因」と指摘する。「テストステロンが血中から前立腺細胞に入って、より強力な男性ホルモン作用を持つジヒドロテストステロンに変化する。ジヒドロテストステロンが細胞増殖を高めて、前立腺を肥大させる」と発症のメカニズムを解説した。

遺伝的要因もあるとされるが、食生活の欧米化、肥満、高血圧、高血糖、脂質異常症も危険因子とされ、近年は前立腺組織での炎症や虚血も報告されている。

なお、前立腺肥大症と前立腺がんは、発症する部位が異なる。肥大症は尿道周囲にある内腺に、がんは外側の被膜（外腺）の部分にできるのが特徴だ。

前立腺肥大症そのものががん化することはないが、両者の症状はよく似ていることから、鑑別（識別）診断が欠かせない。
放置して前立腺肥大症が進行すると、尿路感染症、目視でわかる血尿、おしっこが出せなくなる「尿閉」、膀胱結石、尿漏れ（溢流性《いつりゅうせい》尿失禁）、腎不全などさまざまな合併症を招きかねないので注意が必要だ。

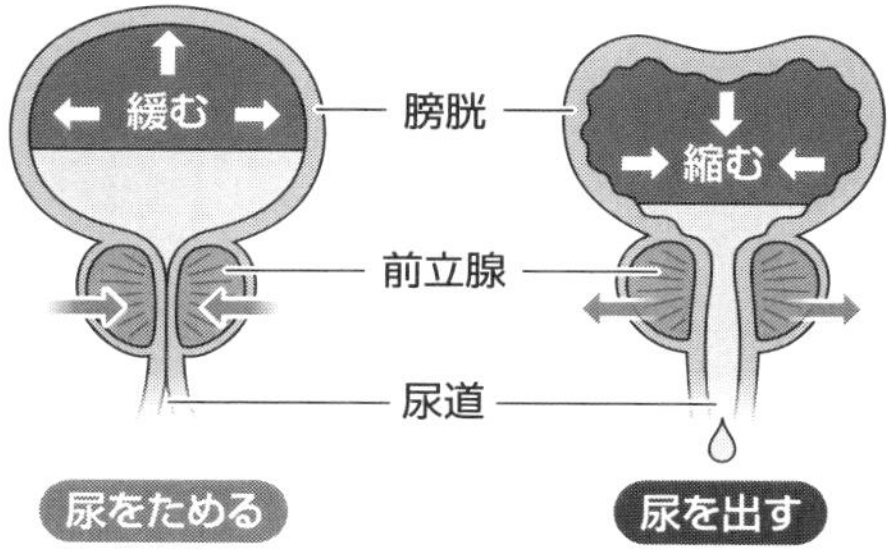

（キッセイ薬品工業の資料を改変）

図表3-32

前立腺肥大症の症状

排尿症状	・力まないと尿が出ない ・尿の勢いが弱い ・尿が途中で途切れる ・残尿感がある ・排尿後に尿が漏れる
蓄尿症状	・おしっこが近い ・夜中に何回もトイレに起きる ・突然強い尿意が起きる ・尿が漏れる

図表3-33

50歳以上の男性には必須の検査

問診によって症状とその程度(患者の困窮度)を確認後に、さまざまな検査を行う。医師が肛門から指を入れて直腸の壁を隔てて前立腺を触診するのが「直腸診」で、大きさ、形、感触、しこりなどの状態を確認する。

視覚的に前立腺や膀胱の形態を把握するには、超音波検査が有効で、多くの人間ドックにも取り入れられている。

尿検査に加えて、尿流量測定ではセンサーがついた機器に向かって排尿してもらい、尿の勢い・排尿量・排尿に要する時間を測定して、排尿パターンを把握する。排尿後には、残尿検査も行う。

PSA(前立腺特異抗原)というタンパク質の血中濃度を測ることは重要だ。前立腺肥大症、尿閉、前立腺炎で値が上昇することもあるが、前立腺がんのスクリーニング検査などに用いられ、50歳以上の男性には必須の検査といえる。

低侵襲の手術が普及

前立腺の肥大の程度と患者の生活の質の低下は、必ずしも一致せず、症状に個人差が見られる。

治療は、前立腺の大きさだけでなく、病状の進行、生活の質の低下に伴う苦痛など、多面的に検討して行われる。

日常生活に不自由さを感じた場合の第1選択は、薬剤投与だ。天野医師によると、症状の緩和には尿の出口を開く「α1遮断薬」や血流を改善して排尿をよくする「ホスホジエステラーゼ5阻害薬」を用いる。一方、抗男性ホルモン薬は、「前立腺を肥大させるジヒドロテストステロンを抑制し、前立腺を縮小させる」。

薬剤で効果が見られない場合や、おしっこが出ない（尿閉）などの強い症状をくりかえした場合は、手術の検討を行う。

尿道に内視鏡を入れ、肥大した前立腺を電気メスで削り取る手術がスタンダードだが、内視鏡を通して高出力のレーザーを照射し肥大部分を蒸散させる方法もあり、「いずれも身体への負担が少なく安全性も高い」と天野医師は語る。

さらに近年、肥大部分に高温の水蒸気を注入して壊死《えし》させる治療法、小さな医療器具を前立腺に埋め込んで尿の通り道を広げるなどの新しい手術方法が健康保険の適用になっている。

コラム　男性にも更年期障害　性格的側面も影響

女性特有の症状と見られていた更年期障害だが、天野医師は20年以上も前から男性にも存在することに着目し、対応を追究し続けている。加齢に伴う前立腺肥大症も、更年期障害の一つと捉えていいだろう。

男性更年期障害も、女性と同様に性ホルモンの低下が底流にある。身体症状として、目まい、耳鳴り、手足のしびれ、のぼせ、ほてり、冷や汗、手足の冷えなどが見られる。気持ちのうえでは抑うつ、無気力、不安、不眠が生じる。さらに、性機能に障害が起きる。

女性には閉経という節目があって、その前後で急激な体の変化・強い症状が現れる。だが、男性ホルモンの低下はなだらかで個人差も大きく、長期間にわたる変化が多いのが特徴だ。

さらに天野医師は、「男性の更年期症状の程度は、ホルモンの低下だけではなく、その人の性格的側面に加えて、家庭や職場の生活・社会環境的要素が強く影響する」と指摘する。「真面目、几帳面《きちょうめん》、良心的、完璧主義で手を抜くことができず、柔軟性に欠けるタイプ、いわばうつ病の病前性格的要素は、男性更年期障害の危険因子」と話した。

男性更年期にあらがうのか、受け入れるのか……。さじ加減は難しい。あらがいつつも無理をせずに、気楽に受け入れていきたい。

22 手術治療が進歩する白内障

私たちの目をカメラにたとえると、レンズの役割を果たしているのが水晶体だ（図表3−34）。水晶体が濁ることによって起きる疾患が白内障で、かつては「しろそこひ」といわれた。視力が低下する病気を「そこひ」と呼んだが、病状が進行すると瞳孔の部分が白く見えることから名づけられた。

目が不自由な夫のために観音様に祈った末、視力がよみがえるという深い夫婦愛を描いた浄瑠璃「壺坂霊験記《つぼさかれいげんき》」の夫の病も、「しろそこひ」とされる。医学の進歩によって、今では手術によって回復が可能になった。

白内障の最大の原因は加齢に伴う老化であることから、現在は超高齢社会を背景に典型的な高齢者の病気になっている。視力の低下、目のかすみなどの兆候を侮らず、早期発見・早期対応で老いを豊かに過ごしたい。

目の構造

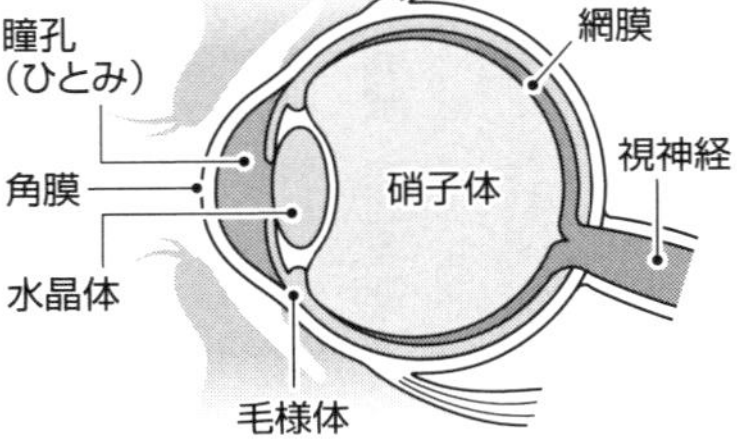

図表3-34

80代以上ではほぼ全員

レンズの濁りは、水晶体を構成しているクリスタリンというタンパク質の変性による。前述のように、加齢の影響がきわめて大きく、80歳代ではほぼ１００％の人が白内障とされる。紫外線、放射線、ステロイド薬、目を打つ、糖尿病、アトピー性皮膚炎も危険因子だ。

丸子中央病院（長野県上田市）の野原雅彦眼科部長によると、白内障の自覚症状は濁りの位置や程度で異なるが、視力の低下、目のかすみ、光をまぶしく感じる、物が二重に見える、暗いところで物が見にくい、輪郭が不鮮明な図形や濃淡の微妙な違いを認識する能力（コントラスト感度）が低下する――などだ。なお、水晶体の中央にある水晶核が濁ると手元がよく見えるようになり、老眼が治ったかのような現象も起きるという。

濁りは元に戻らない

眼科の検査の基本はまず視力測定だ。水晶体検査の主役は、目の内部の様子を立体的に観察できる細隙灯顕微鏡《さいげきとう》で、野原部長は「細かい帯状の光を当てて濁りなどを調べる」と説明する。さらに、「コントラスト感度測定装置で、進行度合いを把握する」と解説した（写真3－6）。

初期の治療には点眼薬も用いられるが、効果（有効性）には論議がある。濁った水晶体は元に戻すことはできず、改善には水晶体を取り除いて眼内レンズ（人工水晶体）を入れる手術が行われる。

白内障は、一刻を争う病気ではない。だが、いずれ手術が必要になるのならば、「早いほうがいいのでは……」とも思われる。手術の目安について野原部長は、「物が見づらいなど、日常生活が不自由になった時点、運転免許の更新に支障が出た時などがタイミング」とアドバイスした。

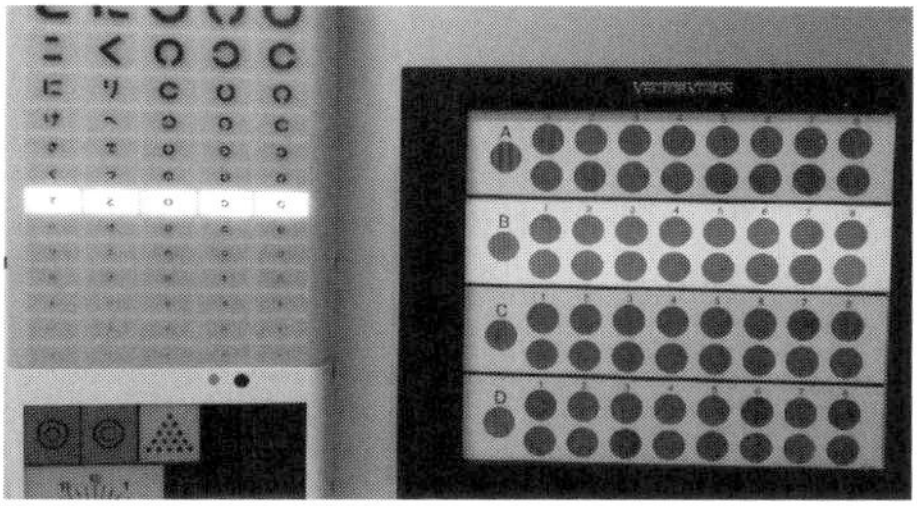

写真3-6　コントラスト感度測定装置（右）と視力表
＝野原雅彦・丸子中央病院眼科部長提供

手術は15～20分ほど

手術のほとんどは、「超音波乳化吸引術」と呼ばれる方法で、かつての手術に比べ患者の負担が軽く、安全性も高い。術後は、視界が明るくなり、視力も回復し、物がよく見えるようになる。

一般的な手術の手順は、①消毒の後で点眼による局所麻酔を行う。局所麻酔注射をすることもある②黒目と白目の境を3ミリほど切開して、水晶体の袋の部分（水晶体嚢《のう》）の前側に丸い穴を開ける③超音波と吸入装置が一体となった器具を入れて、超音波で水晶体を砕きながら吸引する（水晶体嚢は残す）④折りたたまれた眼内レンズ（アクリル樹脂製）を挿入して広げ、水晶体嚢内に固定する。広げた眼内レンズは、直径約6ミリ。

「手術時間は15～20分ほどで、侵襲もそう大きくないため、診療所では外来（日帰り）が主流になっている」と野原部長は話す。

眼内レンズは単焦点、多焦点の二つ

水晶体は、厚くなったり薄くなったりすることでピントを調節しているが、眼内レンズには、このようなオートフォーカス機能は望めない。ある一定の距離にだけピントが合う「単焦点」と、遠くと近くなどにピントが合う「多焦点」の二つのタイプがある。

単焦点眼内レンズは、患者のライフスタイルや、手術前まで、どのような眼鏡を使っていたかを考慮して、度数（焦点距離）を調節することが大切だ。医師とよく相談して決めたい。なお、度数は黒目のカーブと目の奥行きで計算する。

例えば縫い物、本や新聞を読む、パソコン、調理などが多い人では近い距離にピントを合わせ、遠くを見る時は眼鏡を使う。一方、テレビを見る時間が長いような人は中間距離に焦点を置き、手元や遠くは眼鏡を利用する。車の運転やスポーツをするのが多い人は遠くにピントを合わせ、手元を見る時には眼鏡を用いる。

一方の多焦点眼内レンズは、近くにも遠くにもピントが合うことから、眼鏡はほぼ不要になる。だが、単焦点眼内レンズに比べてピントは甘く、慣れも必要で、健康保険分に加えて追加費用がかかる。野原部長によると、ほとんどの人が単焦点眼内レンズを選ぶ。

白内障が両目とも進行している場合は、同時期に手術するが、進み具合が左右の目で違う場合は、まず片方から行う。だが、もう一方の目もいずれは進行することを考慮して、両方の目を同時期に手術することもある。

人工レンズを入れることから、白内障治療と同時に近視や遠視、乱視の改善も可能であり、両目手術では左右の目を考慮しながらピントを調整することができる。

野原部長は、「まず片目だけの手術が6~7割。両目を手術する場合は、1週間の間隔を置いて行うケースが多い」と話した。

23 誤嚥性肺炎を招く嚥下障害

食べた物を飲み込む一連の動作を「嚥下《えんげ》」という。飲み込む機能が低下した状態を嚥下障害といい、口腔《こうくう》内の細菌や食べかすが気管に入る「誤嚥《ごえん》」が起こりやすくなる。さらに咳反射《せきはんしゃ》（むせ）によって気管から異物を排除する力が低下すると、誤嚥性肺炎を起こす原因になる。

厚生労働省の人口動態統計（2022年）によると、誤嚥性肺炎の死者は5万6000人余り。死因の6位（3・6％）を占める侮れない疾患だ。誤嚥は高齢者に顕著で、くりかえし発症するケースも多い。

咳反射が出ない誤嚥も

まずは、工《たくみ》穣《ゆたか》・信州大学医学部耳鼻咽喉科頭頸部外科教授の話を基に、嚥下の仕組みを説明しよう（図表3－35）。

私たちは、口に入れた食べ物を噛み砕き、唾液と混ぜ合わせて飲み込みやすい塊（食塊《しょくかい》）にする。さらに食塊を舌で咽頭（喉の奥の部分）に送る。食塊が鼻に入り込まないように軟口蓋が上がって、口腔と鼻腔《びくう》の間を遮断する一方、気管の入り口（喉頭＝喉仏の部分）が上がり、さらに喉頭蓋が喉頭をふさぐ。声門（声帯の隙間）も閉じられる。

そして、「咽頭が収縮し食道の入り口にある筋肉が緩んだ瞬間に、食塊は一気に食道に流れていく」と工教授は解説する。

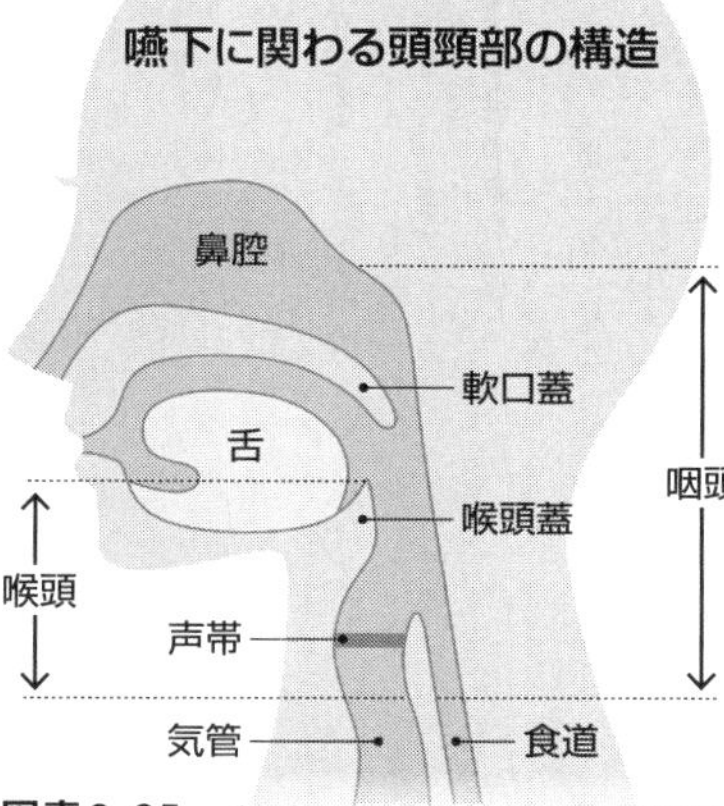

図表3-35　（工穣・信州大学教授の話を基に作成）

だが誤嚥には、咳反射が出る「顕性誤嚥」と、咳反射が出ない「不顕性誤嚥」がある。不顕性誤嚥は、就寝中の無意識のうちに唾液が気管に吸い込まれるなどだ。

誤嚥の背景

工教授によると、高齢者の誤嚥の背景には、咀嚼《そしゃく》・嚥下に携わっている歯の喪失、唾液量の減少、舌の運動機能や噛む力の衰え、喉の筋力低下（喉頭の位置が下がる、喉頭の閉鎖障害、咽頭収縮筋の機能衰退など)、咳反射の低下がある。

一方、脳血管障害、パーキンソン病、筋萎縮性側索硬化症、筋ジストロフィー、認知症なども嚥下障害の原因に挙げられる。

また、口腔乾燥、意識レベル低下、運動機能障害の副作用がある薬剤も、嚥下機能に影響を与える。高齢者は多剤服用のケースが多いので、注意が求められる。

水分はむせやすい

東京都健康長寿医療センター研究所自立促進と精神保健研究チームの枝広あや子研究員(歯科医師)によると、嚥下障害の典型的な症状は、むせること、食べた物が飲み込みにくく喉につかえることだ。

特に水分は、喉に流れ込むスピードが速いことからむせやすい。唾液でむせることもある。

「食事中に痰《たん》が絡んだようなゴロゴロした声になる湿性嗄《さ》声《せい》や、食後に痰が絡むような感じがある場合も要注意」と枝広研究員は言う。

咀嚼《そしゃく》や飲み込みに時間がかかるうえ、1回に嚥下できる量も少なくなるため、食事に時間を要し食べ疲れも起きる。摂食量も減り、体重減少にもつながるとのことだ。

どのような検査をするのか

嚥下障害を疑った場合、どの診療科を受診したらいいのか？　枝広研究員は、「摂食嚥下診療は境界領域で、耳鼻咽喉科、歯科・口腔外科、リハビリテーション科など幅広い。詳しい医師も地域で異なる」と語る。かかりつけ医を受診して、紹介してもらうのも一つの方法だろう。

なお日本嚥下医学会は、ウェブサイトで都道府県別の「嚥下相談医のリスト」を公表している。

診断に向けて、どのような検査をするのか。工教授によると、飲み込んだ時に喉頭が上がっているか（気管の閉鎖）を目視で調べる。また、喉頭ファイバーによって喉頭や声帯、食道の入り口を診ると同時に、「ごっくん」した時に喉頭が閉じて食道が開いているかを確認する。

さらに、内視鏡を入れた状態で着色した水を飲んでもらい、きちんと嚥下しているかチェックする（嚥下内視鏡検査）。また、バリウムを飲んで放射線を当てる嚥下造影検査で、バリウムが喉頭に流入していないかを確認する。

「ながら食」しないで

誤嚥性肺炎の予防は、まずは口腔ケア。口腔内の細菌や汚れを減らすことだ。よく嚙む、正しい食事の姿勢、頭頸部の筋肉や免疫力の維持もポイントになる。

口腔ケアは、物理的な歯磨きが基本だ。歯石除去などのため、定期的な歯科受診も欠かせない。

食事では、餅、ワカメ、焼きのりなど、口腔内や喉に付着しやすい食べ物への注意が必要だ。餅による高齢者の窒息死は後を絶たない。

枝広研究員は、「こんにゃく、タコ、イカなど弾力性があるもの、ゴボウや肉など硬いものはよく嚙んでほしい。嚙めなければ細かく刻む、煮て柔らかくする工夫を」とアドバイスした。さらに、パン、ゆで卵の黄身、ふかした芋などパサついている食品、ボロボロしたミンチ肉、おからなどは唾液になじみにくく食塊を作りにくい。

気管に入り込みやすい、きな粉などの粉類、喉頭に引っかかりやすいフライの衣、ごまなどは、頰張る時に息を吸い込まないようにすることが大事で、水分とみその粉が混じっているみそ汁でむせるようになったら要注意だ。

食事の姿勢も大切で、前かがみにならないようにし、テーブルに対して真っすぐ座る。テーブルは、肘を乗せて直角になるくらいの高さがいい。

食べ物を頬張っている時には会話せず、しっかり飲み込んでからにする。テレビを見ながらの「ながら食」はよくない。

頭頸部の筋力を落とさないようにすることも大切だ。「いろいろな体操があるが、おしゃべり、カラオケ、お経を読む、絵本の読み聞かせなど、高らかに声を出すのがいい。また、ラジオ体操、ウォーキング、腿《もも》を上げるなど、積極的に体を動かしてほしい」と枝広研究員は話す。

さらに、「意図的に咳払いをして、痰を出すことも心がけて」と強調した。

24 人生の実りの秋《とき》を豊かに過ごすために

延ばしたい健康寿命

超高齢社会の中で、健康寿命がクローズアップされている。健康寿命とは、健康上の問題で日常生活が制限されることがなく生活できる期間であり、2000年にWHO(世界保健機関)が提唱した指標だ。明治時代半ばに比べ、平均寿命がほぼ倍に延びた今日、「長い老い」を生きる私たちにとって、健康寿命は大きなカギを握っている。

フレイル、ロコモ、サルコペニア

老化に伴って生じる身体機能、精神機能、社会的機能の低下をフレイルという。心身の全般的な衰えであり、健康障害の誘発に結びつきかねない。健康寿命延伸にはフレイルへの対応が大きなポイントといえよう。以下は、これまでに述べたことと重複感もあるが、改めて取り上げよう。

フレイルの類似概念に、ロコモ（ロコモティブシンドローム）がある。ロコモとは、フレイルの中で筋肉、骨、関節、神経など体を動かすための「運動器」の衰えであり、立つ、座る、歩くなどの動作・移動の不自由さにつながる。さらに、筋力、筋量の衰弱をサルコペニアと呼んでいる。

ややこしいが、フレイルの中にロコモがあり、さらにロコモの中にサルコペニアがあるととらえれば、三者の関係が理解しやすいだろう（図表3－36）。

予防の柱は運動、栄養、社会参加

フレイルは、介護への恐れがあるものの自立生活が維持でき、健康な状態に戻ることが可能な段階である。予防に加えて、フレイルからの回復も強く求められている。

高齢期は心身機能の維持が重要であり、中年と高齢者の健康づくりは異なる。フレイル予防の柱は、運動、栄養、社会参加だ。


フレイル、ロコモ、サルコペニアの位置づけ

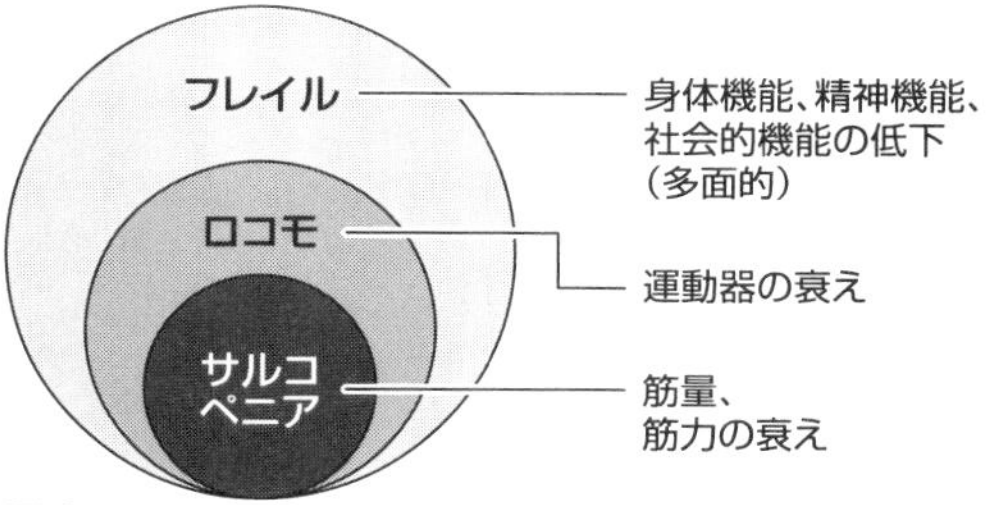

図表3-36

まず、運動を取り上げたい——。厚生労働省は2024年1月、「健康づくりのための身体活動・運動ガイド2023」を公表した。ガイドによると、高齢者では歩行または歩行と同等以上の身体活動を1日40分以上（歩行換算で約6000歩以上）、週2〜3日の筋力トレーニング（スクワット、かかとの上げ下げなど）を推奨している。

身体教育医学研究所の岡田真平所長は、「まず、生活の中で活動量を上げることが大切」と話し、こまめに体を動かすことの大切さを強調した。高齢者に向いている運動として、散歩、ウォーキング、マレットゴルフ、水中運動などを挙げ、「片脚立ちなどのバランス感覚を保つ運動も行うといい」と助言した。

老若男女ともに、過度な運動は逆効果だ。厚生労働省のガイドは、「個人差を踏まえ、強度や量を調整し、可能なものから取り組む」こととしている。高齢者は、予備能（負荷がかかった時の対応力）が低下していることから、運動をする時には注意が必要だ。岡田所長は「持病がある人は、主治医に相談を」と語り、「無理をせず、長続きさせる、運動中の転倒に気をつける、水分補給を」とアドバイスした。

栄養に話を進めよう——。中年期はメタボ対策のために太りすぎないように心がけることが大切だが、高齢者では栄養不足への配慮が求められる。厚生労働省の「食べて元気にフレイル予防」は、「65歳を過ぎて病気でもないのにやせてきたら、メタボ予防からフレイル予防への切り替えどきかもしれません」と述べている。

主食、主菜、副菜のバランスを取り、しっかり食べたい。筋力低下を防ぐためにタンパク質不足に注意してほしい。ビタミンDは骨の健康だけでなく、筋肉増強にも関わっている。

喪失体験からの抑うつに注意

身体の衰えは出不精になり社会参加にブレーキを掛けるが、引きこもりにつながる心の不調や病も、ソーシャルフレイル（社会とのつながり喪失）の引き金になる。

高齢者の社会参加には、仕事に携わる、ボランティア活動、趣味や学習活動、友人や隣人との交流などがある。だが、小泉典章・長野大学客員教授は、「就労や地域の役職、家事からの解放、子どもの独立、親しい人の死などの喪失体験は避けがたい。抑うつ的になりがちであり、うつ病を発症して引きこもりにつながるケースが目につく」と指摘する。さらに、「認知症とうつ病の症状は、紛らわしいことがある。治療法が異なるので、きちんとした鑑別判断が求められる」としている。

高齢者は孤独になりがちで、寂しさや不眠からアルコール依存症に陥るケースも多い。小泉客員教授は「アルコール依存症の治療は、かつては断酒しかなかったが飲酒の欲求を抑える断酒補助薬が登場した。認知行動療法と併用した減酒治療が可能になっている」として、適切な治療の大切さを訴えている。

免疫力を高めるには

感染症の逆襲ともいえる新型コロナ感染症によって、発症を防ぐための免疫の力が改めてクローズアップされている。

年とともに免疫力は低下する。異物から体を守る免疫力を高めるにはどうしたらいいのだろうか。免疫に詳しい宮坂昌之・大阪大学名誉教授は、「血液やリンパの流れをよくしたい。ウォーキング、ストレッチ、ヨガ、マッサージなどで、筋肉をゆっくり動かして体温を少し上げると効果的だ。ぬるい湯に入ってゆっくり体を動かすのもいい」と話し、「なるべくストレスを減らすことも ポイント」と、頑張りすぎないスローライフを勧めた。

改めて「健康寿命」とは

ところで、厚生労働省による2019年の健康寿命（3年に1回発表。最新は21年12月に発表）は、男性72・68歳、女性75・38歳。同年の平均寿命は、男性81・41歳、女性87・45歳なので、男性で8・73年、女性12・07年の〝不健康の期間〟が見られる。だが健康寿命は、データのとり方によって大きな違いがあることも事実なので説明しよう。

健康寿命について、厚生労働省と国民健康保険中央会の二つのデータを比べると、長野県の数字も全国順位も両者では大きく異なり、その落差に戸惑う。厚生労働省による2019年の順位は、長野県は男性72・55歳で30位。女性は74・99歳で37位だ。一方、国民健康保険中央会による同年のデータは、男性81・1歳、女性84・9歳で男女ともに1位だ。

なぜこのような大きな違いが生まれるのか――。小林良清・長野県佐久保健福祉事務所所長（公衆衛生学）は、「データ算出の方法の違いによる」と解説した。厚生労働省のデータは国民へのアンケートで、「健康上の問題による日常生活への影響がある」と回答した人の割合から算出する。一方の国民健康保険中央会は、介護保険の要介護2以上の認定を受けている人の割合から導き出しているとのことだ。

「厚生労働省のデータは、健康を身体的・精神的・社会的な面から総合的に捉えている」と、小林所長は分析している。同省の長野県の順位が低いのは、アンケート調査であることから理屈っぽく論議好きな県民気質を映している？　とも取れそうである。データの解釈は、複雑で難しい。

小林所長は「独りよがりになってはいけないが」と前置きして、「長い人生で、たとえ病や障害を抱えてもそれを受け止めて、人の力も借りながら充実した毎日を生きる。これを健康寿命と考えていいのではないか」と話した。確かに、病を抱えていても充実した人生を送っている高齢者は多い。

日本の現在の高齢者の多くは、戦後の復興に尽くした世代、高度成長を支えてきた世代であり、今日ある国づくりに貢献してきた人たちだ。このような高齢者に対する福祉の受け皿が充実した国こそ、「成熟国家」と言えるのではなかろうか。少子高齢化で難しい時代を迎えている中で、国の舵《かじ》取りの在り方が問われている。

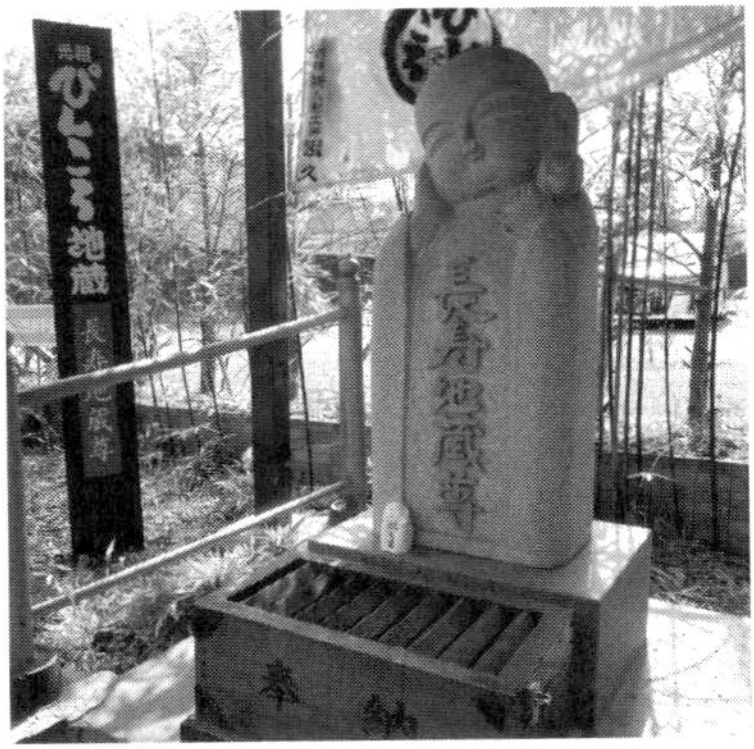

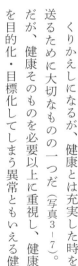

写真3-7　健康長寿の願いを込めて……
長野県佐久市の「ぴんころ地蔵」

しっかりとした人生観と気力

くりかえしになるが、健康とは充実した時を送るために大切なものの一つだ（写真3－7）。だが、健康そのものを必要以上に重視し、健康を目的化・目標化してしまう異常ともいえる健康ブームが続いている。

私たちは、豊かで便利である一方で、何かに追われるような時間切迫感に満ちた時代を生きている。「手間暇をかけて健康になる」という回りくどさは敬遠され、「手っ取り早く健康になる」手法が求められがちだ。「みるみる瘦《や》せる」「みるみる治る」「○○に悩む人は、これで解決」といった宣伝文句も踊っている。

「まやかし」に流されずに、よりよい人生を送るための健康を大切にしたい。長い人生を健康に生きるためには、しっかりとした人生観と気力が大切ではないかと改めて思っている。

コラム　現代版湯治の勧め

健康寿命延伸には、フレイル予防の観点から、各地に点在する温泉を活用すべきだ――と提言したい。日本は、タオル1枚の裸で温泉を楽しむ文化を持っている世界でも珍しい国だ。湯治の伝統もある。30年近くにわたって、温泉と健康を取材してきた経験からの「現代版湯治の勧め」である。

温泉には休養、保養、療養の三つの効果が望める。休養は、日常生活で蓄積した心身の疲労を回復するための1～2泊程度の温泉行きだ。保養は、日常から離れて次の活動のために体調を整えたり、健康増進、体力づくりを行ったりするもので、数日以上、1～3週間程度の滞在になる。療養は、医療としての温泉活用で、1～3週間ほどの滞在が求められる。

日本古来の湯治は、保養と療養の要素を持っていた。欧州の温泉保養地医学もそうだが、温泉入浴や運動などをくりかえすことで、体調を整える滞在型の自然療法だ。

欧州の温泉保養地医学のメカニズムは、「温泉入浴」「温泉地の自然環境」「運動と栄養」の三つの要素で成り立っている（図表3－37）。これらが、心身にさまざまな刺激を与え、ひずんだ状態にある生体リズムを整えることにある（総合的生体調整作用）。

一種の刺激療法であり、欧州の学者や阿岸祐幸・北海道大学名誉教授（故人）らによって、ホルモンの分泌、血圧、心拍数、血糖値、基礎代謝量などが、滞在開始から約7日の周期を描いて正常化していくことが突き止められている。

欧州では、1クール（一巡り）7日の温泉療法に健康保険が適用されている。日本の湯治も、一巡り7日が多かった。日常から離れ、せめて数日間、可能なら1週間ほどの滞在が望ましい。

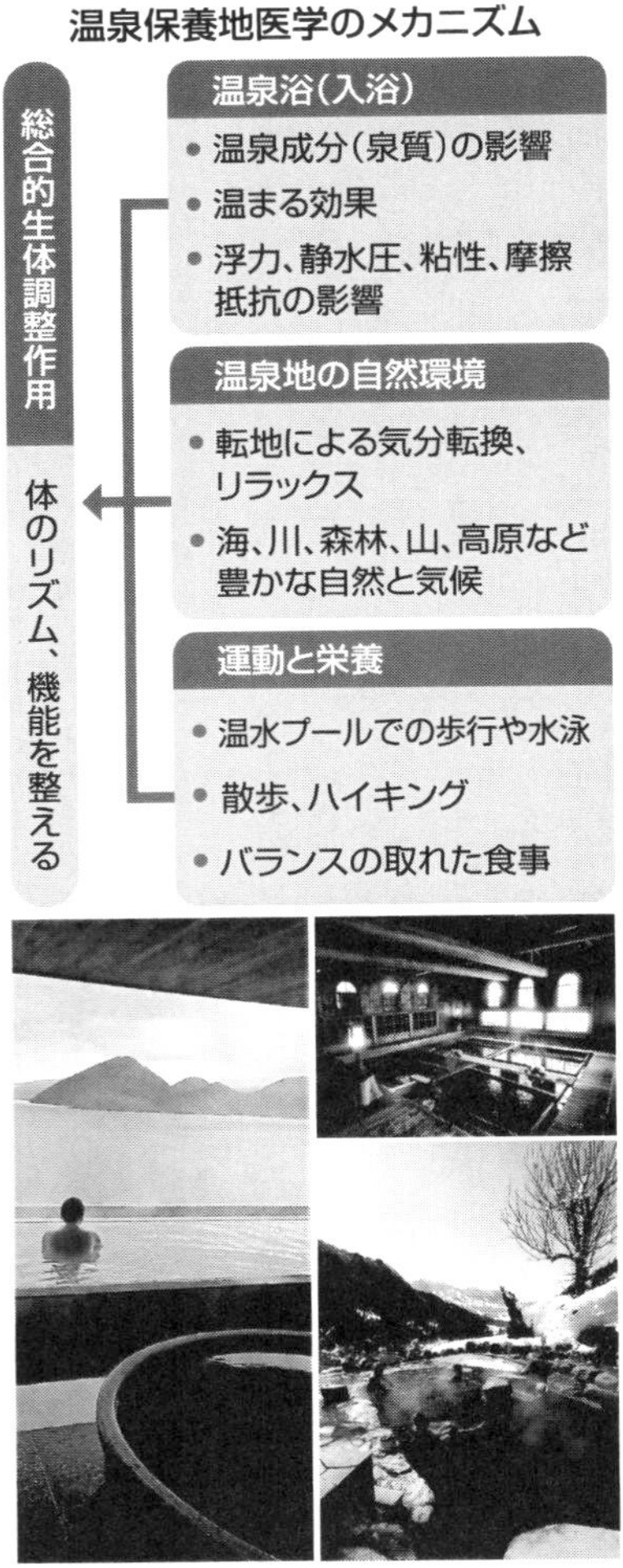

温泉保養地医学のメカニズム
総合的生体調整作用
体のリズム、機能を整える
温泉浴（入浴）
● 温泉成分（泉質）の影響
● 温まる効果
● 浮力、静水圧、粘性、摩擦抵抗の影響
温泉地の自然環境
● 転地による気分転換、リラックス
● 海、川、森林、山、高原など豊かな自然と気候
運動と栄養
● 温水プールでの歩行や水泳
● 散歩、ハイキング
● バランスの取れた食事

図表3-37

一方、自宅近くの温泉にゆっくり浸るだけで心身が和らぐことを、私たちは肌で感じている。温泉によるリラクセーション、リフレッシュ効果だ。

阿岸名誉教授は、「温泉に入った後は、くつろいだ時に優勢になるα（アルファ）波という脳波の出現割合が増えている」と語っていた。また、「広い湯船でゆったりと入浴すると、狭い浴槽に比べてα波の割合が増えるとのデータもある。野天風呂のほうがα波の出現比率がより高くなることも確認されている」と話した。「温泉で命の洗濯」の状況証拠といえるだろう。

徳永昭行・日本温泉地域学会理事も、フレイル予防に温泉を推奨する。「温泉地行きは、転地効果に加えて体を動かすことにつながる。近くの公衆温泉でも、外出・運動・気分転換になる。広い湯船に浸りながらの〝湯仲間〟との交流は、高齢者にとっての社会的刺激だ」と語った。

ただ、温泉の効能はファジーで、西洋医学的なエビデンス（科学的根拠）は、なかなか得にくい。徳永理事は、「伝統的な温泉地は、どこも薬師如来が祀《まつ》られていて、歴史が温泉の効用を示している。温泉医学者は、医学的根拠を何らかの形で導き出してほしい」と訴えている。

ピン・ピン・コロリという言葉がある。元気に天寿を全うして、長く寝込まないで亡くなると解釈したい。長寿時代を健康に生き抜くために、地球の贈り物である温泉を積極的に活用したいものである。

おわりに

信濃毎日新聞特別編集委員の飯島裕一さんが多くの研究者や医療者を訪ね歩いてまとめた渾身の一冊である。39回にわたって連載した記事「老化と寿命の謎を探る」が基になっている。40年前から科学・医療分野で取材を続けてきた飯島さんが、長年蓄積した知見や人脈を駆使し、最先端の研究成果を盛り込んだ、いわば集大成だ。

特徴の一つが、「はじめに」で書かれているように「科学の土俵を踏み外さないように慎重にかみ砕いて」いる点であろう。科学的・医学的な正確性を大切にする姿勢は、飯島さんの仕事を特徴づける一面である。筆者も長年、仕事を共にするなかで、その重要性をたたき込まれてきた。

「科学記事は間違えたら終わりだから」――。この言葉をこれまで何度聞かされたことだろう。連載記事は筆者がデスクを務めたが、記事や図表の確認は何度も徹底的に行われ、二度三度の差し替えもいとわない。それは業務量の増加につながり「デスク泣かせ」でもあったのだが、いま振り返れば、新聞記者としての要諦を再確認するいい機会にもなった。

時に専門用語も登場し「かみ応え」のある連載だけに、読者はとっつきにくく感じるかと思いきや、しっかり読まれたようだ。読者から寄せられた2通の反響を紹介しよう。

「『老化と寿命の謎を探る』を読ませていただき、まさに目からうろこが落ちた状態になりました」。この反響を寄せてくれたのは長野県上水内郡小川村の農業男性（71歳）。加齢に伴う睡眠の変化を取り上げた記事を読み、国立精神・神経医療研究センター精神保健研究所の栗山健一部長のコメント「高齢者は（生理的に長く寝なくてもいいので）躍起になって寝る必要はない」に安心感を覚えたという。

男性は就寝前にテレビを見ないこと、スマホを手に取らないことを励行している。それでも年に数回は眠れない状態に陥ることがあり、主治医に睡眠導入剤を処方してもらってきた。そんななか、連載記事で、加齢に伴って睡眠の内容は大きく変化すること、睡眠時間が短くなったり深い眠りが減ったりすることが医学的に突き止められていると知った。「これから布団に入って眠れなくても、『眠れなくてもいいや』のおおらかな思いで過ごしたい」と心持ちの変化を記してくれた。

長野県須坂市の自営業男性（64歳）は代謝量と時間感覚の関係を紹介した連載記事を読み、感想を送ってくれた。

歳を取るごとに時間が経つのを早く感じるものだが、それはなぜか。科学が好きという男性は天文学から考え、宇宙が膨張して太陽系も地球も加速しながら動いているから時間が早く過ぎるのではないか、との仮説を立てたという。そんななか、連載で、代謝量の変化によって時間感覚も変わること、大人にとっての1日24時間は子どもにとっては31時間にも感じられるとの指摘を読み、驚いた。

男性は小学生の頃、お年玉でプラモデルを買おうと楽しみにしていたが、年末からちっとも時間が進まない気がして待ち遠しかった。連載を読んで合点がいったという。

信濃毎日新聞の地元、長野県はかつて「健康長寿県」として注目された。厚労省が5年に一度発表する都道府県別平均寿命で、長野県男性は1990年から2010年まで5回連続1位、女性は2010年と2015年に1位となった。しかし、2020年には男性は2位、女性は4位となり、陰りが見える。

もちろん寿命の長さが幸せに直結するわけではなく、健康寿命が大事との指摘もある。健康とは何かについてもさまざまな見解があり、病気や障害があっても寝たきりでも健康という人がいてもおかしくない。老化や寿命について考えることは、人生の持ち時間のなかで何に価値を置き、どこに喜びを見いだすのか、すなわち生き方を考えることにもつながる。老いを受け入れつつ、長い老後を豊かに過ごすヒントにしてもらえれば幸いである。

信濃毎日新聞文化部次長・磯部泰弘

主な参考文献（医学・科学雑誌、学術論文を除く書籍を中心に）

第1章

『進化の法則は北極のサメが知っていた』渡辺佑基著、河出新書、２０１９年
『ハダカデバネズミのひみつ』岡ノ谷一夫監修、エクスナレッジ、２０２０年
『LIFESPAN　老いなき世界』デビッド・A・シンクレア他著（梶山あゆみ訳）、東洋経済新報社、２０２０年
『ベニクラゲは不老不死』久保田信監修・小野寺佑紀著、時事通信出版局、２０１９年
『若返るクラゲ　老いないネズミ　老化する人間』ジョシュ・ミッテルドルフ他著（矢口誠訳）、集英社インターナショナル、２０１８年
『生老死の進化』高木由臣著、京都大学学術出版会、２０１８年
『なぜ生物に寿命はあるのか？』池田清彦著、PHP文庫、２０１４年
『老化を探る』信濃毎日新聞社編、紀伊國屋書店、１９８７年
『ゾウの時間　ネズミの時間』本川達雄著、中公新書、１９９２年
『寿命図鑑』いろは出版編著、いろは出版、２０１６年
『生物はなぜ死ぬのか』小林武彦著、講談社現代新書、２０２１年
『文系のための　よくわかる　死とは何か』小林武彦監修、ニュートンプレス、２０２１年

第2章

『老化はこうして制御する「１００年ライフ」のサイエンス』樂木宏実監修、日経BP、２０２０年
『順天堂大学の老年医学に学ぶ　人はなぜ老いるのか』佐藤信紘・佐藤和貴郎著、世界文化社、２０２２年
『免疫と「病」の科学』宮坂昌之・定岡恵著、講談社ブルーバックス、２０１８年

『老化研究をはじめる前に読む本』高杉征樹著、羊土社、2023年
『生命を守るしくみ　オートファジー』吉森保著、講談社ブルーバックス、2022年
『細胞が自分を食べる　オートファジーの謎』水島昇著、PHPサイエンス・ワールド新書、2011年
『寿命遺伝子』森望著、講談社ブルーバックス、2021年

第3章

『お年寄りにありがちな病気の話』飯島裕一著、厚生科学研究所、2009年
『フレイルハンドブック　2022年版』荒井秀典監修・佐竹昭介編集、ライフ・サイエンス、2022年
『イチからわかる！　サルコペニアQ&A』山田実著、医歯薬出版、2019年
『腰痛放浪記　椅子がこわい』夏樹静子著、新潮文庫、2003年
『腰痛は歩いて治す』谷川浩隆著、講談社現代新書、2019年
『転倒予防白書2023』武藤芳照他編著、日本医事新報社、2023年
『認知症を知る』飯島裕一著、講談社現代新書、2014年
『シルバー川柳ベストセレクション』公益社団法人全国有料老人ホーム協会・ポプラ社編集部編、ポプラ社、2021年
『増補改訂版　早期発見+早期ケアで怖くない　隠れ認知症』旭俊臣著、幻冬舎、2022年
『痴呆を生きるということ』小澤勲著、岩波新書、2003年
『ウルトラ図解　パーキンソン病』服部信孝監修、法研、2020年
『パーキンソン病を知りたいあなたへ』髙橋良輔著、NHK出版、2016年
『睡眠こそ最強の解決策である』マシュー・ウォーカー著（桜田直美訳）、SBクリエイティブ、2018年
『絵と図でよくわかる睡眠の科学』ニュートン編集部編著、ニュートンプレス、2023年

『75歳までに身につけたい　シニアのための7つの睡眠習慣』遠藤拓郎著、横浜タイガ出版、2021年
『かゆみをなくすための正しい知識』順天堂かゆみ研究センター・髙森建二・冨永光俊著、毎日新聞出版、2020年
『老化と摂食嚥下障害』藤本篤士他編著、医歯薬出版、2017年
『免疫力を強くする』宮坂昌之著、講談社ブルーバックス、2019年
『健康ブームを問う』飯島裕一編著、岩波新書、2001年
『健康不安社会を生きる』飯島裕一編著、岩波新書、2009年
『温泉の秘密』飯島裕一著、海鳴社、2017年

イラスト・図表：春原信幸（信濃毎日新聞整理部）

N.D.C. 490　232p　18cm
ISBN978-4-06-536636-3

講談社現代新書　2750

老化《ろうか》と寿命《じゅみょう》の謎《なぞ》

二〇二四年七月二〇日第一刷発行

著　者　飯島裕一《いいじまゆういち》　© Yuichi Iijima 2024

発行者　森田浩章

発行所　株式会社講談社
東京都文京区音羽二丁目一二―二一　郵便番号一一二―八〇〇一

電　話　〇三―五三九五―三五二一　編集（現代新書）
〇三―五三九五―四四一五　販売
〇三―五三九五―三六一五　業務

装幀者　中島英樹／中島デザイン

印刷所　株式会社ＫＰＳプロダクツ

製本所　株式会社国宝社

定価はカバーに表示してあります　Printed in Japan

「講談社現代新書」の刊行にあたって

教養は万人が身をもって養い創造すべきものであって、一部の専門家の占有物として、ただ一方的に人々の手もとに配布され伝達されうるものではありません。

しかし、不幸にしてわが国の現状では、教養の重要な養いとなるべき書物は、ほとんど講壇からの天下りや単なる解説に終始し、知識技術を真剣に希求する青少年・学生・一般民衆の根本的な疑問や興味は、けっして十分に答えられ、解きほぐされ、手引きされることがありません。万人の内奥から発した真正の教養への芽ばえが、こうして放置され、むなしく滅びさる運命にゆだねられているのです。

このことは、中・高校だけで教育をおわる人々の成長をはばんでいるだけでなく、大学に進んだり、インテリと目されたりする人々の精神力の健康さえもむしばみ、わが国の文化の実質をまことに脆弱なものにしています。単なる博識以上の根強い思索力・判断力、および確かな技術にささえられた教養を必要とする日本の将来にとって、これは真剣に憂慮されなければならない事態であるといわなければなりません。

わたしたちの「講談社現代新書」は、この事態の克服を意図して計画されたものです。これによってわたしたちは、講壇からの天下りでもなく、単なる解説書でもない、もっぱら万人の魂に生ずる初発的かつ根本的な問題をとらえ、掘り起こし、手引きし、しかも最新の知識への展望を万人に確立させる書物を、新しく世の中に送り出したいと念願しています。

わたしたちは、創業以来民衆を対象とする啓蒙の仕事に専心してきた講談社にとって、これこそもっともふさわしい課題であり、伝統ある出版社としての義務でもあると考えているのです。

一九六四年四月　野間省一

自然科学・医学

1141 安楽死と尊厳死──保阪正康
1328 「複雑系」とは何か──吉永良正
1343 カンブリア紀の怪物たち サイモン・コンウェイ・モリス 松井孝典 監訳
1500 科学の現在を問う 村上陽一郎
1511 優生学と人間社会──米本昌平 松原洋子 橳島次郎 市野川容孝
1689 時間の分子生物学──粂和彦
1700 核兵器のしくみ──山田克哉
1706 新しいリハビリテーション 大川弥生
1786 数学的思考法──芳沢光雄
1805 人類進化の700万年 三井誠
1813 はじめての〈超ひも理論〉 川合光
1840 算数・数学が得意になる本 芳沢光雄
1861 〈勝負脳〉の鍛え方──林成之
1881 「生きている」を見つめる医療──中村桂子 山岸敦
1891 生物と無生物のあいだ 福岡伸一
1925 数学でつまずくのはなぜか 小島寛之
1929 脳のなかの身体──宮本省三
2000 世界は分けてもわからない 福岡伸一
2023 ロボットとは何か──石黒浩
2039 ソーシャルブレインズ入門 藤井直敬
2097 〈麻薬〉のすべて──船山信次
2122 量子力学の哲学──森田邦久
2166 化石の分子生物学──更科功
2191 DNA医学の最先端 大野典也
2204 森の力──宮脇昭
2219 宇宙はなぜこのような宇宙なのか──青木薫
2226 宇宙生物学で読み解く「人体」の不思議──吉田たかよし
2244 呼鈴の科学──吉田武
2262 生命誕生──中沢弘基
2265 SFを実現する──田中浩也
2268 生命のからくり──中屋敷均
2269 認知症を知る──飯島裕一
2292 認知症の「真実」──東田勉
2359 ウイルスは生きている 中屋敷均
2370 明日、機械がヒトになる 海猫沢めろん
2384 ゲノム編集とは何か 小林雅一
2395 不要なクスリ 無用な手術 富家孝
2434 生命に部分はない──A・キンブレル 福岡伸一訳

心理・精神医学

331 異常の構造――木村敏
590 家族関係を考える――河合隼雄
725 リーダーシップの心理学――国分康孝
824 森田療法――岩井寛
1011 自己変革の心理学――伊藤順康
1020 アイデンティティの心理学　鑪幹八郎
1044 〈自己発見〉の心理学　国分康孝
1241 心のメッセージを聴く　池見陽
1289 軽症うつ病――笠原嘉
1348 自殺の心理学――高橋祥友
1372 〈むなしさ〉の心理学　諸富祥彦
1376 子どものトラウマ――西澤哲
1465 トランスパーソナル心理学入門――諸富祥彦
1787 人生に意味はあるか　諸富祥彦
1827 他人を見下す若者たち　速水敏彦
1922 発達障害の子どもたち――杉山登志郎
1962 親子という病――香山リカ
1984 いじめの構造――内藤朝雄
2008 関係する女　所有する男――斎藤環
2030 がんを生きる――佐々木常雄
2044 母親はなぜ生きづらいか――香山リカ
2062 人間関係のレッスン　向後善之
2076 子ども虐待――西澤哲
2085 言葉と脳と心――山鳥重
2105 はじめての認知療法――大野裕
2116 発達障害のいま――杉山登志郎
2119 動きが心をつくる――春木豊
2143 アサーション入門――平木典子
2180 パーソナリティ障害とは何か――牛島定信
2231 精神医療ダークサイド　佐藤光展
2344 ヒトの本性――川合伸幸
2347 信頼学の教室――中谷内一也
2349 「脳疲労」社会――徳永雄一郎
2385 はじめての森田療法　北西憲二
2415 新版　うつ病をなおす　野村総一郎
2444 怒りを鎮める　うまく謝る　川合伸幸

L

知的生活のヒント

78 大学でいかに学ぶか 増田四郎
86 愛に生きる――鈴木鎮一
240 生きることと考えること 森有正
297 本はどう読むか――清水幾太郎
327 考える技術・書く技術―板坂元
436 知的生活の方法――渡部昇一
553 創造の方法学――高根正昭
587 文章構成法――樺島忠夫
648 働くということ――黒井千次
722 「知」のソフトウェア――立花隆
1027 「からだ」と「ことば」のレッスン――竹内敏晴
1468 国語のできる子どもを育てる――工藤順一
1485 知の編集術――松岡正剛
1517 悪の対話術――福田和也
1563 悪の恋愛術――福田和也
1620 相手に「伝わる」話し方 池上彰
1627 インタビュー術!――永江朗
1679 子どもに教えたくなる算数 栗田哲也
1865 老いるということ――黒井千次
1940 調べる技術・書く技術―野村進
1979 回復力――畑村洋太郎
1981 日本語論理トレーニング―中井浩一
2003 わかりやすく〈伝える〉技術――池上彰
2021 新版 大学生のためのレポート・論文術――小笠原喜康
2027 地アタマを鍛える知的勉強法――齋藤孝
2046 大学生のための知的勉強術――松野弘
2054 〈わかりやすさ〉の勉強法――池上彰
2083 人を動かす文章術――齋藤孝
2103 アイデアを形にして伝える技術――原尻淳一
2124 デザインの教科書――柏木博
2165 エンディングノートのすすめ――本田桂子
2188 学び続ける力――池上彰
2201 野心のすすめ――林真理子
2298 試験に受かる「技術」――吉田たかよし
2332 「超」集中法――野口悠紀雄
2406 幸福の哲学――岸見一郎
2421 牙を研げ 会社を生き抜くための教養 佐藤優
2447 正しい本の読み方 橋爪大三郎

M

日本語・日本文化

105 タテ社会の人間関係　中根千枝
293 日本人の意識構造――会田雄次
444 出雲神話――松前健
1193 漢字の字源――阿辻哲次
1200 外国語としての日本語――佐々木瑞枝
1239 武士道とエロス――氏家幹人
1262 「世間」とは何か――阿部謹也
1432 江戸の性風俗――氏家幹人
1448 日本人のしつけは衰退したか――広田照幸
1738 大人のための文章教室　清水義範
1943 なぜ日本人は学ばなくなったのか――齋藤孝
1960 女装と日本人――三橋順子
2006 「空気」と「世間」――鴻上尚史
2013 日本語という外国語　荒川洋平
2067 日本料理の贅沢――神田裕行
2092 新書　沖縄読本――下川裕治 仲村清司 著・編
2127 ラーメンと愛国――速水健朗
2173 日本人のための日本語文法入門――原沢伊都夫
2200 漢字雑談――高島俊男
2233 ユーミンの罪――酒井順子
2304 アイヌ学入門――瀬川拓郎
2309 クール・ジャパン!?　鴻上尚史
2391 げんきな日本論――橋爪大三郎 大澤真幸
2419 京都のおねだん――大野裕之
2440 山本七平の思想――東谷暁